EICHBORNS TASCHEN-UNI

DER MENSCHLICHE KÖRPER

Eichborn

Die englische Originalausgabe erschien unter dem Titel
Human Body bei HarperCollins Publishers Ltd.
Autor: David Lambert
Übersetzung: Maria Mayer
Herausgeber der deutschen Ausgabe: Hermann Rotermund

Die Deutsche Bibliothek – CIP-Einheitsaufnahme

Lambert, David:
Der menschliche Körper / David Lambert. Ill. von The Diagram Group. Aus dem Engl. von Maria Mayer. – Frankfurt am Main: Eichborn, 1994
(Eichborns Taschen-Uni)
ISBN 3-8218-0616-8

Umschlaggestaltung: Rüdiger Morgenweck
Satz: TechnoScript, Bremen
Druck und Bindung in der VR China
ISBN 3-8218-0616-8
Verlagsverzeichnis schickt gern:
Eichborn Verlag, Kaiserstraße 66, 60329 Frankfurt

Vorwort

Dieses Taschenbuch bietet ein breitgefächertes Nachschlagewerk in Wort und Bild für alle, die sich für den menschlichen Körper interessieren. Jedes Kapitel behandelt einen Bereich, der in kurze Abschnitte gegliedert ist. Darin werden grundlegende Tatsachen über den Körper möglichst einfach erklärt. Die Texte selber werden durch deutlich beschriftete Abbildungen, Schaubilder, Karten und andere visuelle Hilfsmittel veranschaulicht.

Kapitel 1 (**Der Körper im allgemeinen**) bietet einen breiten Überblick in bezug auf den menschlichen Körper, seine Zusammensetzung, verschiedene Typen und Lebenserwartungen sowie seinen Ursprung.

Kapitel 2 (**Systeme des Körpers**) behandelt Knochenbau und -gerüst, Muskeln, Herz-Lungen-System, Verdauungssystem, Schaltzentren und andere Teile des Körpers, die aufeinander abgestimmt sind, um optimal zu funktionieren.

Kapitel 3 (**Beginn des Lebens**) verfolgt das Leben von der Empfängnis bis zur Geburt und die körperliche, geistige und seelische Entwicklung des Kindes.

Kapitel 4 (**Gesund leben**) betrachtet die Bedürfnisse nach Nahrung, Bewegung, Hygiene, Schlaf und anderen Faktoren, die nicht nur für unser Wohlbefinden ausschlaggebend sind, sondern uns auch gesund halten.

Kapitel 5 (**Wenn etwas nicht stimmt**) befaßt sich mit Krankheiten und Verletzungen und damit, wie natürliche Abwehrmittel und die moderne Medizin diesen Problemen vorbeugen oder sie überwinden können.

Kapitel 6 (**Der alternde Körper**) zeigt Veränderungen und daraus resultierende Probleme , die im Alter stattfinden, sowie Möglichkeiten, den Alterungsprozeß zu verzögern.

Inhaltsverzeichnis

Entwicklung des Lebens

Der menschliche Körper ist das Ergebnis einer Evolutionsgeschichte von über 3.500 Millionen Jahren. Sie führte zur Entstehung aller Lebewesen unserer Erde. Das Leben begann offenbar in den Meeren, mit mikroskopisch kleinen, einzelligen Lebewesen (**a**). Diese spalteten sich, um sich zu vermehren. Durch fehlerhafte Spaltungen entstanden wahrscheinlich die ersten Metazoen (**b**), mehrzellige Tiere. Vor etwa 700 Millionen Jahren erschienen die Meereswürmer (**c**) und andere Lebewesen mit verschiedenen Zellen, die spezialisierte Aufgaben, wie zum Beispiel Ernährung, Bewegung und Fortpflanzung erfüllten. Aus den wurmartigen Tieren gingen indirekt die Wirbeltiere, Lebewesen mit Rückgrat, hervor. Die ersten Wirbeltiere waren Fische (**d**). Die Schwimmflossen verwandelten sich in Gliedmaßen, und aus den luftatmenden Fischen (**e**) entwickelten sich die Lurche (**f**). Aus diesen wiederum entstanden die Kriechtiere (**g**), die ersten Wirbeltiere, die ihre Eier auf dem Festland legten. Aus ihnen schließlich entsprangen die Säugetiere (**h**) und die Vögel (**i**). Säugetiere sind warmblütige, behaarte Wirbeltiere mit verschiedenartigen Zähnen. Statt zu brüten, bringen die meisten von ihnen lebende Junge zur Welt, die gesäugt werden. Aus einer Gruppe der Säugetiere entstand das Säugetier Homo sapiens: ›Der vernunftbegabte Mensch‹ (**j**).

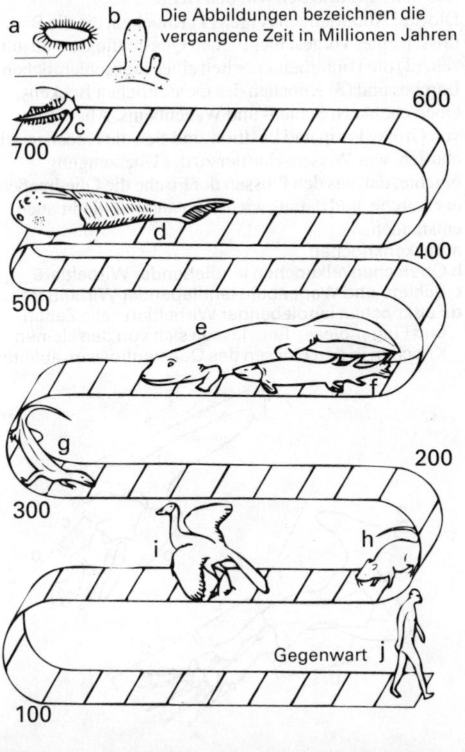
Die Abbildungen bezeichnen die vergangene Zeit in Millionen Jahren
a
b
c
600
700
d
400
500
e
f
g
200
300
h
i
Gegenwart
j
100

Aus Schwimmflossen wurden Beine

Die drei Abbildungen zeigen (**1**) Knochen, die die Bauchflossen eines vorgeschichtlichen Quastenflossers abstützen, (**2**) die Hinterbeinknochen eines urgeschichtlichen Lurches und (**3**) Knochen des menschlichen Beckens, Oberschenkels, Schien- und Wadenbeins. Abgesehen von Größe, Form und Position sind sich die Knochen sehr ähnlich, was Wissenschaftler zu der Überzeugung brachte, daß aus den Flossen der Fische die Gliedmaßen der Lurche, und daraus wiederum unsere Gliedmaßen entstanden.

a Beckenknochen
b Oberschenkelknochen landlebender Wirbeltiere
c Schien- und Wadenbein landlebender Wirbeltiere
d Fußknochen landlebender Wirbeltiere; alle Zehen und Finger dieser Tiere lassen sich von den kleinen Knochen in den Flossen des Quastenflossers ableiten.

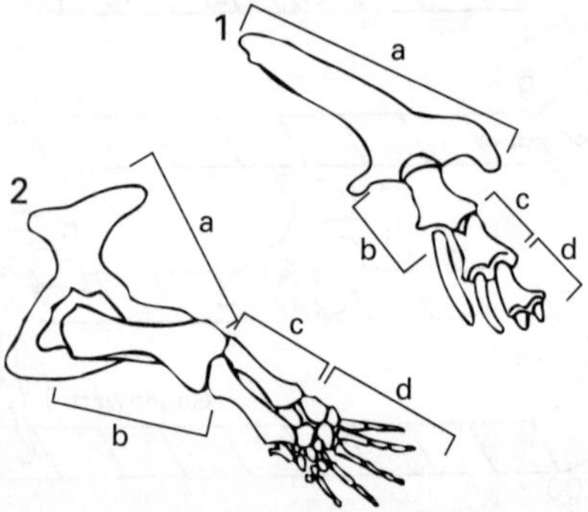

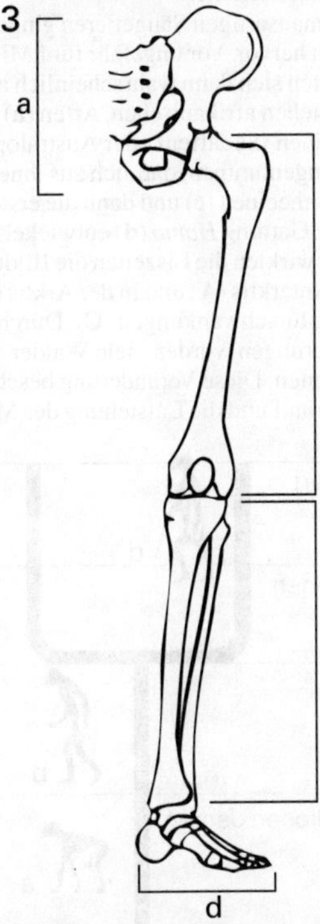
3
a
b
c
d

Vom Affen zum Menschen

Aus kleinen, mausartigen Säugetieren gingen die Affen und Halbaffen hervor. Vor ungefähr fünf Millionen Jahren entwickelten sich dann wahrscheinlich aus einem vorgeschichtlichen afrikanischen Affen (**a**) unsere Vorfahren, die frühen ›Südaffen‹ oder Australopithecinen (**b**). Es wird angenommen, daß sich aus ihnen die späteren Australopithecinen (**c**) und dann die ersten richtigen Menschen der Gattung *Homo* (**d**) entwickelten. Währenddessen bewirkten die Eiszeiten die Bildung einer Eisdecke in der Antarktis (**A**) und in der Arktis (**B**) und welweite Temperaturschwankungen (**C**). Durch diese Klimaveränderungen wurden viele Wälder Afrikas zu offenen Savannen. Diese Veränderung beschleunigte den Evolutionsverlauf und die Entstehung des Menschen.

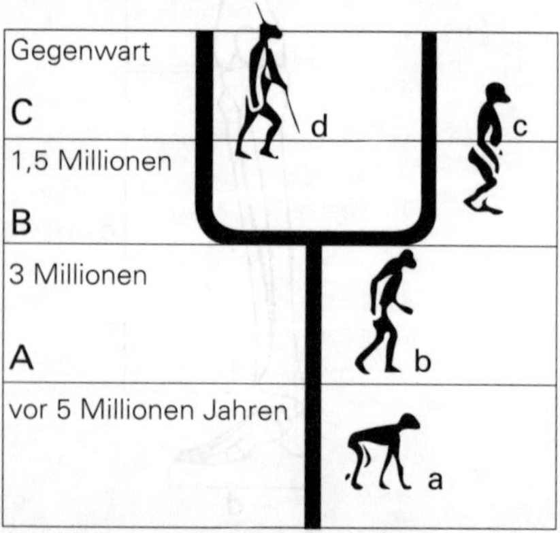

Hominisation

Während ihrer Umstellung vom Wald- zum Savannenleben setzten sich Affenmenschen zwar einer erhöhten Gefährdung durch Raubtiere aus, gleichzeitig wuchs jedoch das Nahrungsangebot in Gestalt von großen, kräftigen Pflanzenfressern. Das Savannenleben erforderte Anpassungen, die letztlich zur Hominisation (der Menschwerdung des Affen) führten.

a Zusammenarbeit in Gruppen, um überleben zu können
b Beziehungsfestigung der Gruppe durch gemeinsame Unterkunft, in der die Nahrung geteilt wurde
c Die Anfertigung und Benutzung von Geräten begünstigte die Koordination von Händen und Augen und den aufrechten Gang
d Die Entwicklung des Gehirns verbesserte die Herstellung von Geräten und die Verständigung
e Eine lange Kindheitsperiode der Fürsorge und des Lernens verbesserte die Überlebenschancen

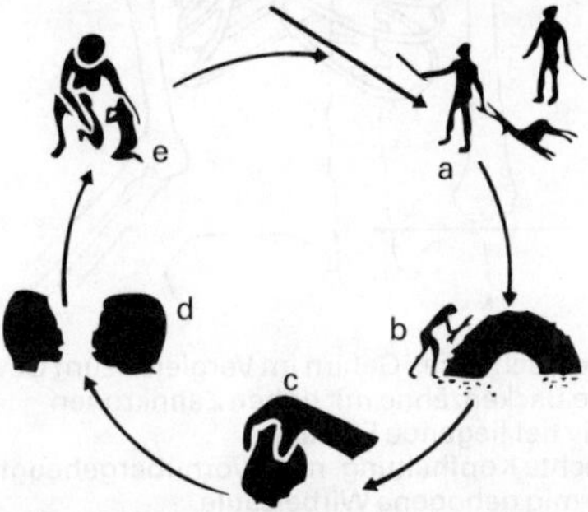

Die Stammesgeschichte des Menschen

Einige Wissenschaftler fassen den heutigen Menschen und die Australopithecinen als Hominiden zusammen. Sie unterscheiden sich vom Affen durch wesentliche Merkmale.

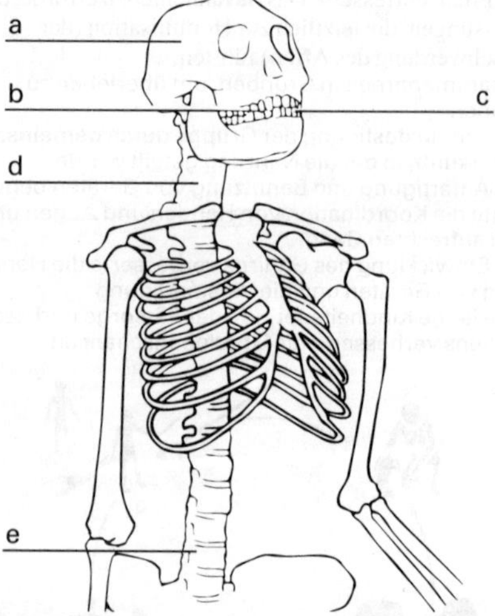

a Großes, schweres Gehirn im Vergleich zum Gewicht
b Große Backenzähne mit hohen Zahnkronen
c Relativ tief liegende Eckzähne
d Aufrechte Kopfhaltung, nicht vornübergebeugt
e S - förmig gebogene Wirbelsäule

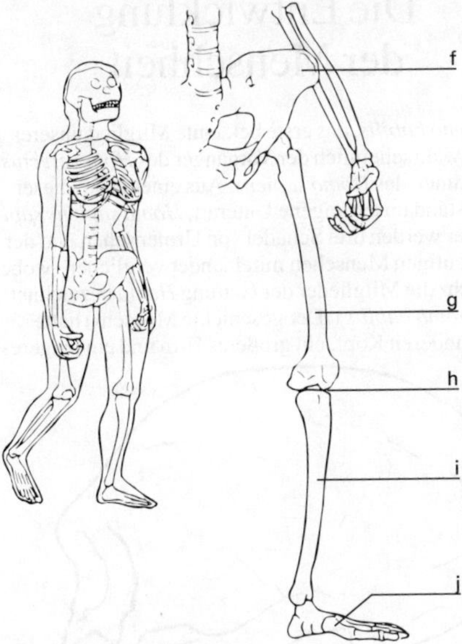

f Breites kurzes Hüftbein
g Langer, nach innen gebogener Oberschenkelknochen
h Kniegelenk mit flacher Oberfläche
i Verlängerte untere Gliedmaßen
j Flacher Fuß

Die Entwicklung der Menschheit

Der *Homo habilis*, das erste bekannte Mitglied unserer Art, ist wahrscheinlich der Vorgänger des *Homo erectus*, eines Ahnen des *Homo sapiens*. Aus einer Form dieser Art entstand unsere eigene Unterart, *Homo sapiens sapiens*. Hier werden drei Schädel von Urmenschen und der eines heutigen Menschen miteinander verglichen (wobei ›Mensch‹ die Mitglieder der Gattung *Homo* bezeichnet).
1 Der *Homo habilis* (›Der geschickte Mensch‹) hatte einen runderen Kopf, ein größeres Hirn und ein längeres

1

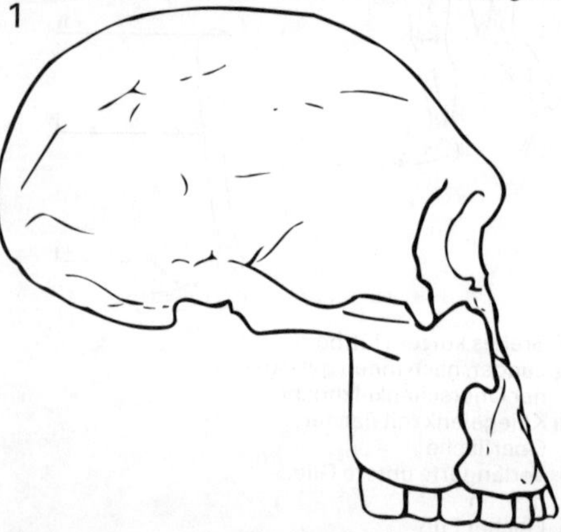

Gesicht als Menschenaffen, aber längere Arme als wir. Größe: 1,2 - 1,5 m, Hirnvolumen: 650 - 800 cm^3, Lebenszeit: vor 2 - 1,5 Millionen Jahren.

2 Beim *Homo erectus* (›Der aufgerichtete Mensch‹) waren Körper und Gehirn größer als bei seinem vermuteten Vorfahren *Homo habilis*. Sein Schädel war länger und flacher mit massiven Überaugenwülsten und herausstehenden, kinnlosen Kiefern. Größe: 1,5 - 1,8 m. Hirnvolumen 880 - 1100 cm^3. Lebenszeit: vor 1,6 Mio. - 200.000 Jahren.

2

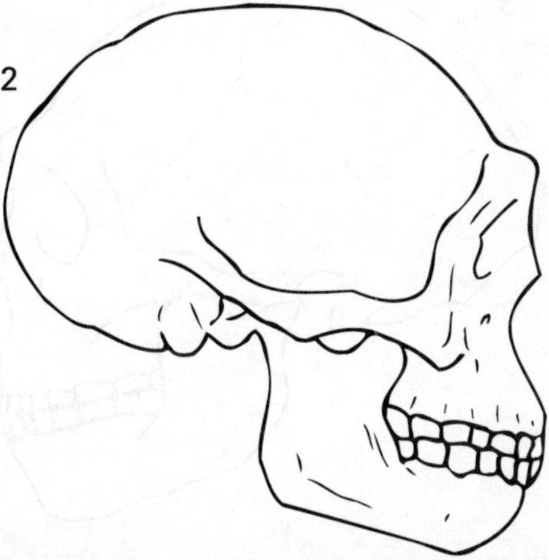

3 Der *Homo sapiens neanderthalensis* (›Neandertaler‹), ein frühes Mitglied unserer Spezies, war klein und untersetzt, mit einem großen Gehirn, langem, schmalem Kopf und kräftigen, kinnlosen Kiefern. Die meisten Wissenschaftler vermuten, daß die Neandertaler nicht unsere direkten Vorfahren sind, sondern einem blind endenden Seitenzweig des Stammbaumes angehören, aus dem sich der moderne Mensch entwickelte. Größe: um 1,7 m. Hirnvolumen: 1500 cm^3. Lebenszeit: vor 200.000 - 30.000 Jahren.

3

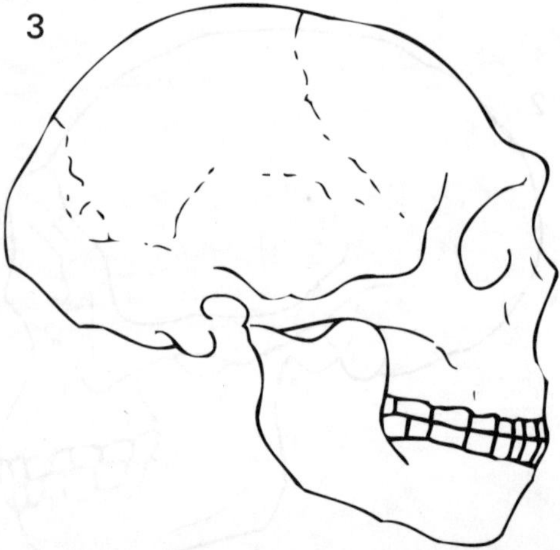

4 Der *Homo sapiens sapiens* (›Der vernunftbegabte Mensch‹) hatte eine höher gewölbte, abgerundete Schädelkapsel und ein Kinn; jedoch keine bzw. schwach ausgebildete Überaugenwülste. Frühe europäische Formen waren größer und schlanker gebaut als der Neandertaler und entwickelten sich wahrscheinlich aus einer anderen, vermutlich in Afrika lebenden Form des *Homo sapiens*. Größe: 1,6 - 1,8 m. Hirnvolumen: 1400 cm^3. Lebenszeit: seit 40.000 Jahren.

4

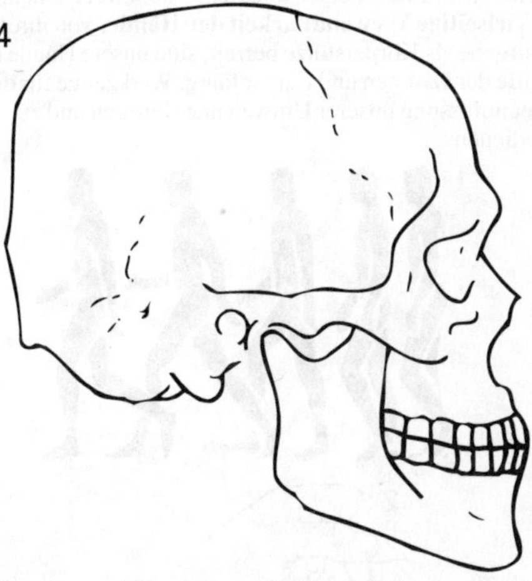

Vergleich zwischen Mensch und Tier

Der menschliche Körper besteht aus chemischen Substanzen, die auch bei anderen Lebewesen vorkommen. Durch vier Entwicklungsmerkmale sind wir ihnen gegenüber jedoch im Vorteil.

1 Aufrechter Gang. Dank eines aufrechten Skeletts gehen wir mittels Fersen und Zehen auf zwei Beinen.

2 Vielseitige Verwendbarkeit der Hände. Von ihrer Aufgabe als Körperstütze befreit, sind unsere Hände mit Hilfe der Daumen und Finger fähig, Werkzeuge für die Beeinflussung unserer Umwelt anzufertigen und zu bedienen.

1

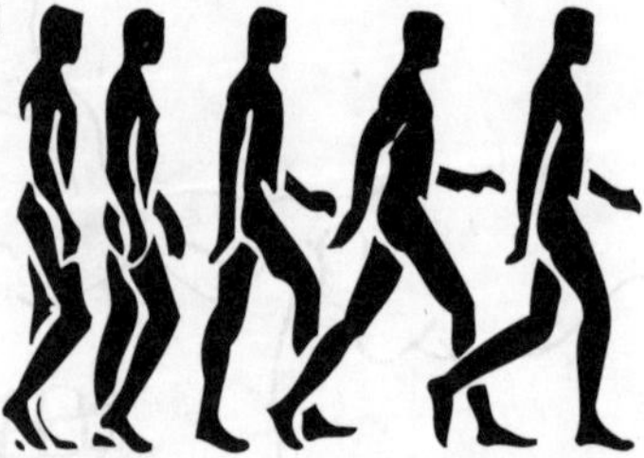

2

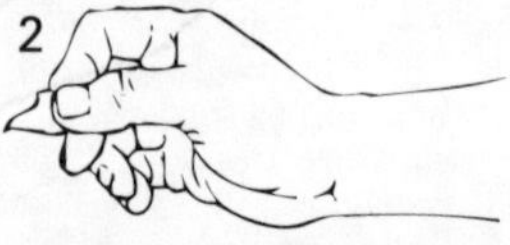

3 Farbensehen mit beiden Augen. Unsere nach vorn gerichteten Augen können entfernte und nahe Gegenstände scharf sehen.
4 Komplexes Gehirn. Verhältnismäßig umfangreich im Vergleich zur Körpergröße und mit einer riesigen faltigen Oberfläche ausgestattet, ist unser Gehirn in der Lage, zu lernen und zu denken, sowie Sprach- und Tätigkeiten der Augen und Hände zu koordinieren.

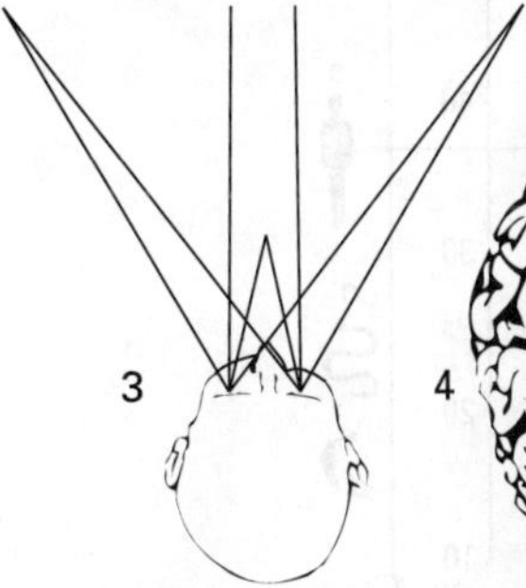
3

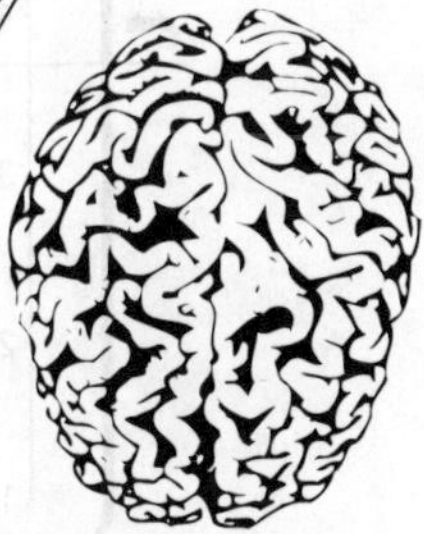
4

Körpertemperatur
Der Mensch braucht, wie alle Tiere, Wärme zum Überleben. Und wie alle Warmblüter haben wir eine Art eingebauten Thermostaten, der eine konstante Körpertemperatur gewährleistet. Die dafür nötige Energie entsteht durch die Verbrennung von Nahrung im Körper und wird je nach Bedarf entweder gespeichert oder in Wärme umgewandelt. Die Körpertemperatur der Kaltblüter dagegen hängt unmittelbar von ihrer Umgebungstemperatur ab.

Dennoch haben sie, genau wie wir, Idealtemperaturen, bei denen sie am leistungsfähigsten sind.
In der Abbildung wird die normale Körpertemperatur des Menschen (**a**) im Vergleich zum Temperaturoptimum der meisten Warmblüter (**b**) und dem Idealtemperaturbereich der Mehrzahl der Kaltblüter (**c**) dargestellt.

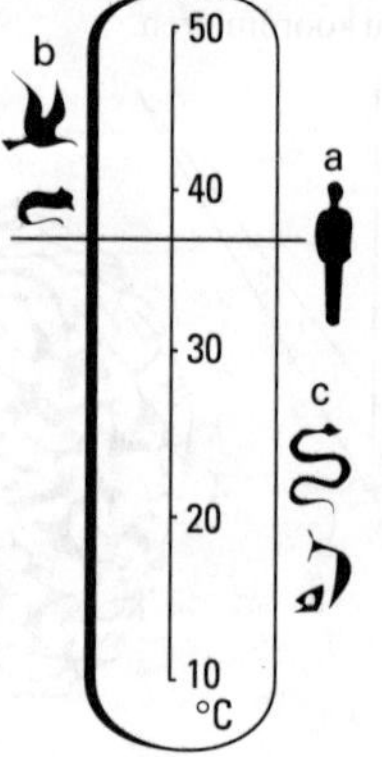

Säugetiere	
Ziege	39,9°C
Kaninchen	38,5°C
Seehund	37,7°C
Eisbär	37,3°C
Mensch	37,0°C
Afrikanischer Elefant	36,4°C
Blauwal	35,5°C
Faultier	33,2°C
Ameisenbär	23,3°C

Körpertemperatur 2
Menschen und Tiere unterscheiden sich in den Extremtemperaturen, bei denen sie überleben können. In der Graphik wurden an einem Thermometer Extremtemperaturen eingezeichnet, die sechs Arten erreichten. Die waagerechte Linie zeigt die normale Körpertemperatur des Menschen an. In jeder Gruppe würden allerdings viele Individuen durch Hypothermie (Unterkühlung) oder Hyperthermie (Überhitzung des Körpers) sterben, bevor die Extreme der Gruppe erreicht wären.

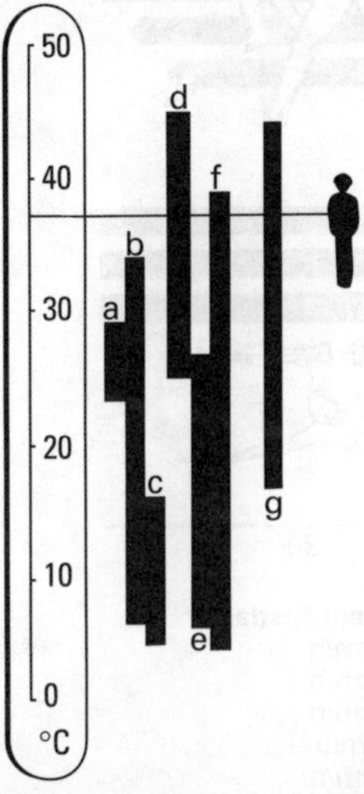

a Krokodil
b Katzenhai
c Frosch (Ascaphus)
d Eidechse
e Salamander
f Ringelnatter
g Mensch

Geschwindigkeitsvergleich

Ohne künstliche Hilfsmittel ist der menschliche Körper von anderen Lebewesen leicht zu übertreffen, wenn es

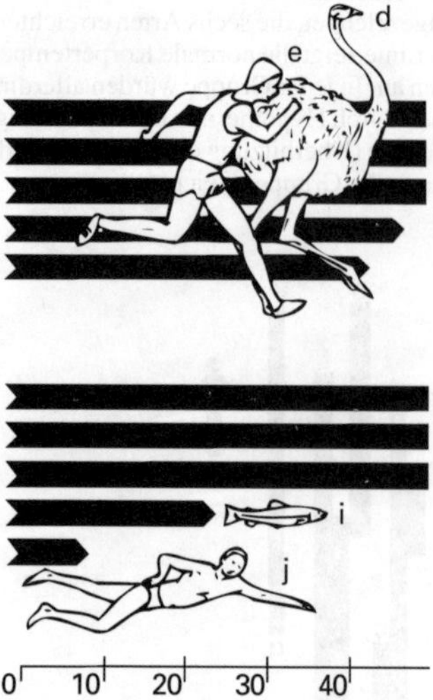

Geschwindigkeiten auf dem Festland

a	Gepard	112,7 km/h
b	Gabelantilope	96,6 km/h
c	Eselhase	74,2 km/h
d	Strauß	48,0km/h
e	Mensch	43,5 km/h

sich um das Sehvermögen, die Verteidigung, Kraft und Geschwindigkeit handelt.

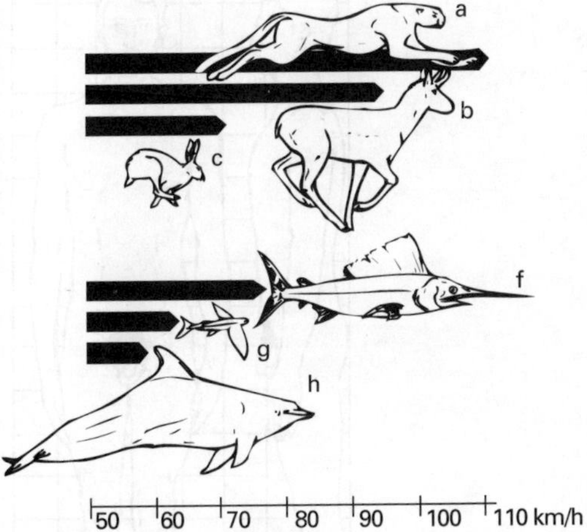

Geschwindigkeiten im Wasser

f	Fächerfisch	96,6 km/h
g	Fliegender Fisch	64,4 km/h
h	Delphin	59,5 km/h
i	Forelle	24,1 km/h
j	Mensch	8,4 km/h

Körpergrößen und -formen

Die Maße durchschnittlicher Frauen und Männer werden hier in einem Raster verglichen, wobei jedes Quadrat 10 cm

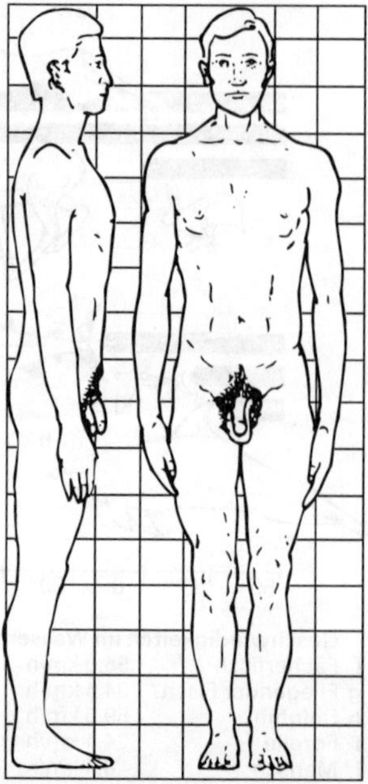

Durchschnittlicher Mann
Größe 1,75 m
Gewicht 73,5 kg
Brustumfang 98 cm
Taille 81 cm
Hüften 96 cm

entspricht (Allgemein ist eine Tendenz in Richtung zunehmender Größe zu beobachten). Männer sind normalerweise größer als Frauen, abgesehen vom 12. Lebensjahr, wo der Wachstumsschub bei Mädchen intensiver ist.

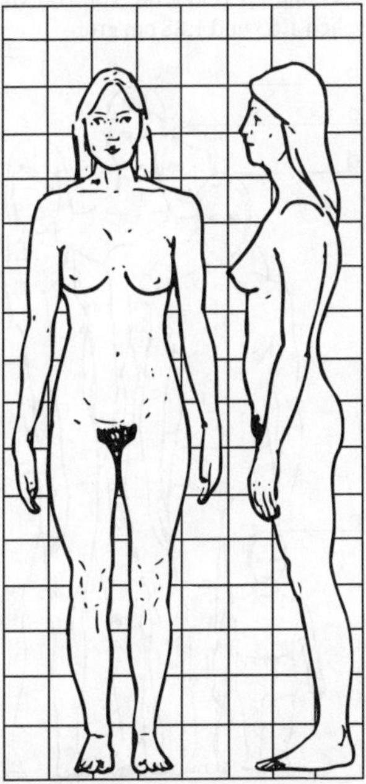

Durchschnittliche Frau
Größe 1,60 m
Gewicht 61,23 kg
Brustumfang 90 cm
Taille 74 cm
Hüften 96 cm

Normale/anormale Größe

In der Abbildung wird der relative Größenbereich von Männern und Frauen dargestellt. Normalerweise sind die Unterschiede gering. Von 100 Frauen sind 95 zwischen 1,47 und 1,73 cm groß. Von 100 Männern sind 95 zwischen 1,63 und 1,88 cm groß.

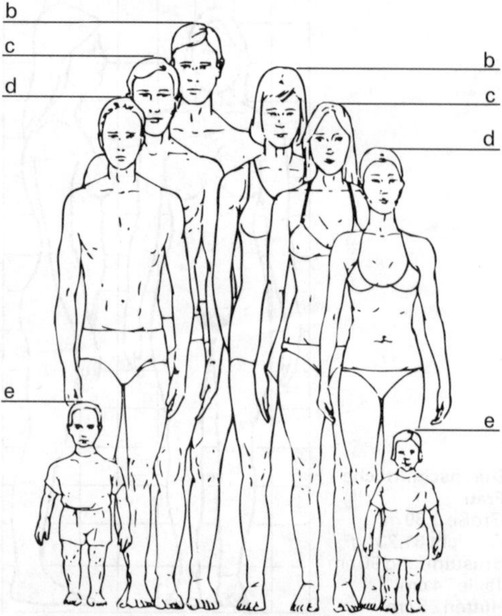

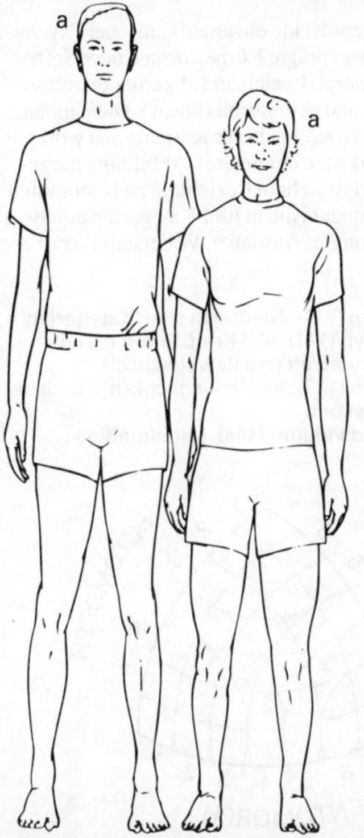

a Größte(r) Mann/Frau
b Obere Grenze des Normalbereiches
c Durchschnittliche Größe von Mann/Frau
d Untere Grenze des Normalbereiches
e Kleinste(r Mann/Frau

Körperformen

In den 40er Jahren entdeckte ein amerikanischer Psychologe, daß es drei ausgeprägte Körperformen oder Somatotypen gibt: entomorph (weich und abgerundet), mesomorph (muskulös) und ektomorph (linear). Die Tendenz eines Individuums zu jedem dieser Körpertypen wird mit 1 bis 7 bewertet und ist in der unteren Abbildung dargestellt. Jeder Körpertyp steht in Beziehung zu bestimmten körperlichen Leistungen, die in fünf Kategorien eingeteilt sind: Kraft, Energie, Ausdauer, Widerstandskraft und Beweglichkeit.

1 **Entomorpher Typ** (711). Niedrig in allen Kategorien.
2 **Mesomorpher Typ** (171). Viel Kraft, Energie, Ausdauer, Widerstandskraft und Beweglichkeit.
3 **Ektomorpher Typ** (117). Viel Beweglichkeit, Ausdauer und Widerstandskraft.
4 **Durchschnittsindividuum** (444). Mittelmäßige Leistungen.

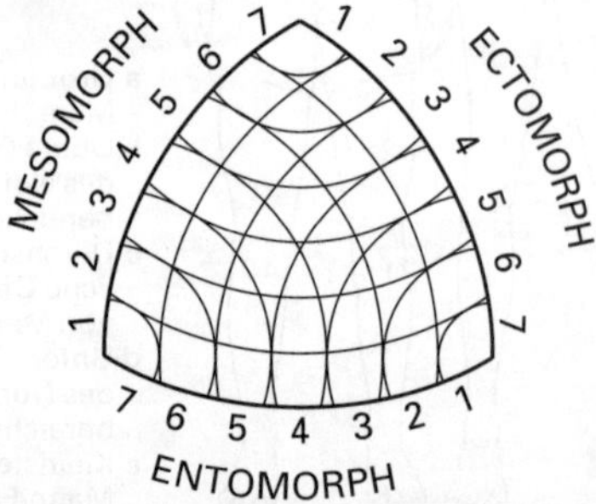

1

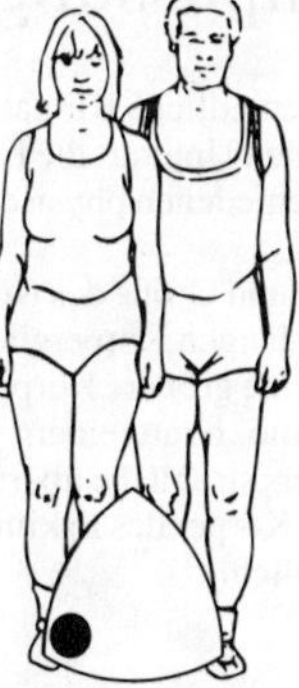

2

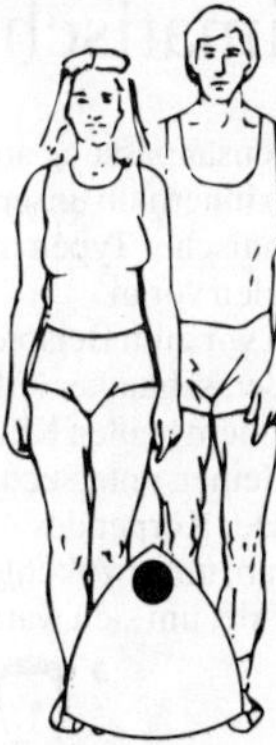

3

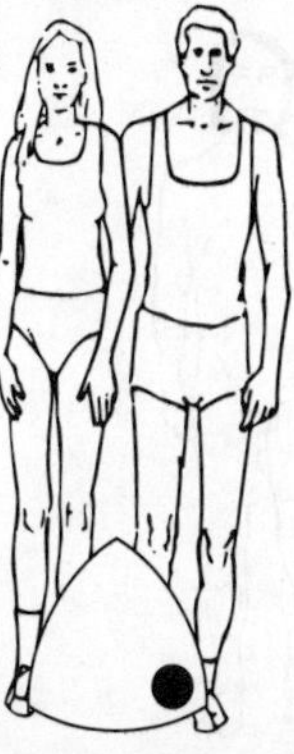

4

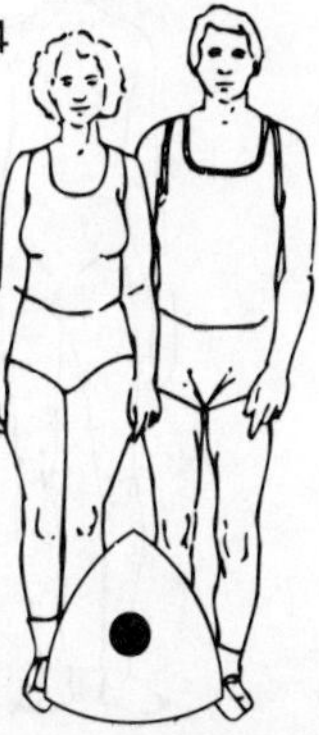

Klimatische Anpassungen

Die Lebensanpassung an unterschiedliche Klimabereiche trieb innerhalb unserer eigenen Unterart die Entstehung ethnischer Typen mit verschiedenen physischen Merkmalen voran.
Nehmen wir zum Beispiel Form und Größe des Körpers. Ein großer, schlanker Nilote mit langen Körpergliedern (**a**) aus einem heißen Klima hat eine größere Körperfläche als ein kleiner, untersetzter Eskimo (**b**) aus einem kalten Klima. Der Körper des Afrikaners strahlt die überflüssige Wärme ab, um abzukühlen. Der Körper des Eskimos bewahrt sie, um sich warm zu halten.

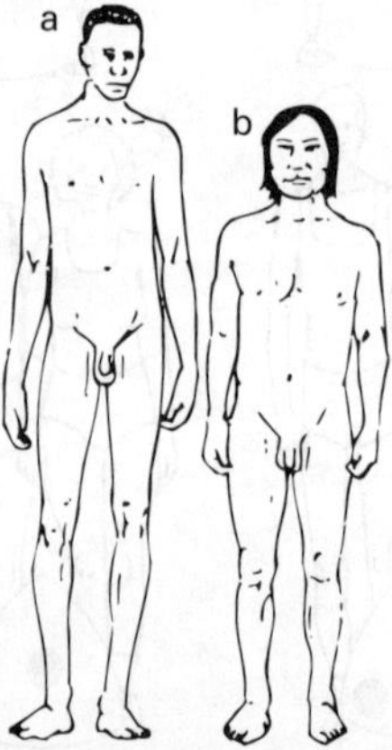

Anthropologen unterscheiden in bezug auf die Hautfarbe drei Menschengruppen. Auf der Karte wird ihre Verteilung dargestellt: **Europide** (weiß), **Negride** (schwarz), und **Mongolide** (gelb). Die dunkle Hautfarbe schützt Negride vor Hautkrebs, der durch die Tropensonne verursacht werden kann. Helle Haut ermöglicht Europiden die Absorbtion von Vitamin D auch bei geringer UV-Strahlung, und gelbe Haut reflektiert das Licht im Schnee oder in der Wüste. Die Hautfarbe der Negriden kann von gelblich bis fast schwarz, bei Europiden von hellrosa bis dunkelbraun und bei Mongoliden von gelblich und weiß bis bronzefarben variieren. Keine der drei Gruppen ist eine richtige Rasse (eine sich fortpflanzende Gruppe); negroide Melanesier und Negride sind nicht miteinander verwandt. Davon abgesehen bewirken Völkerwanderungen eine Vermischung der ethnischen Gruppen, die sich isoliert entwickelt hatten.

Europide (weiß) | Mongolide (gelb) | Negride (schwarz)

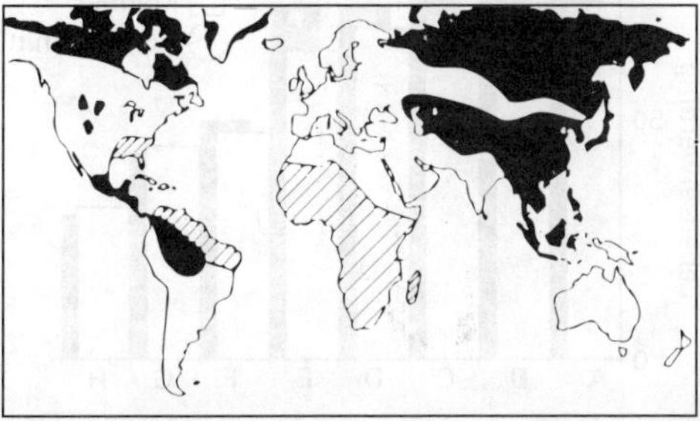

Lebenserwartung

Die folgende Darstellung vergleicht die Differenz in der Lebenserwartung bei der Geburt für Jungen und Mädchen. Die Statistik wurde in den 80er Jahren in insgesamt 8 reichen und armen Länder (**A-H**) durchgeführt. Der Durchschnitt aus den Jahren 1985 - 1990 ist ebenfalls dargestellt.

	Männner 1980	**Frauen** 1980	**Durchschnitt** 1985–90
A Schweden	72	78	76,8
B Japan	72	77	77,2
C USA	70	78	75,0
D Großbritannien	68	74	74,5
E Rußland	64	74	72,1
F Bolivien	47	51	53,1
G Indien	46	45	57,9
H Burkina Faso	32	31	47,2

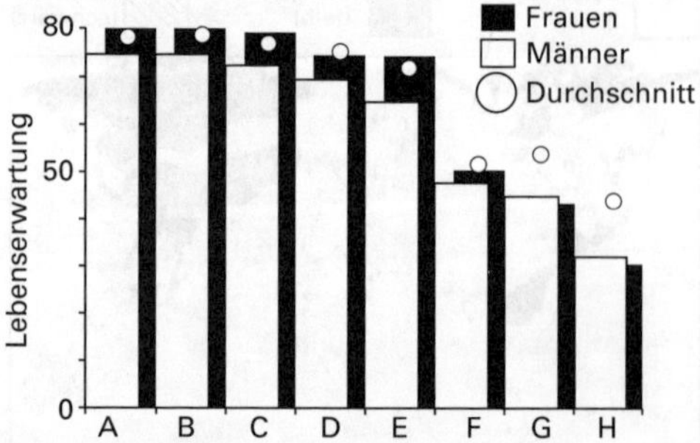

Dieses Schaubild zeigt, wie sich die Lebenserwartung mit dem Alter erhöht. In den meisten Ländern ist die Lebenserwartung von Frauen höher als die von Männern, und bei Menschen, deren Eltern lange lebten, ist die Wahrscheinlichkeit groß, ebenfalls lange zu leben.

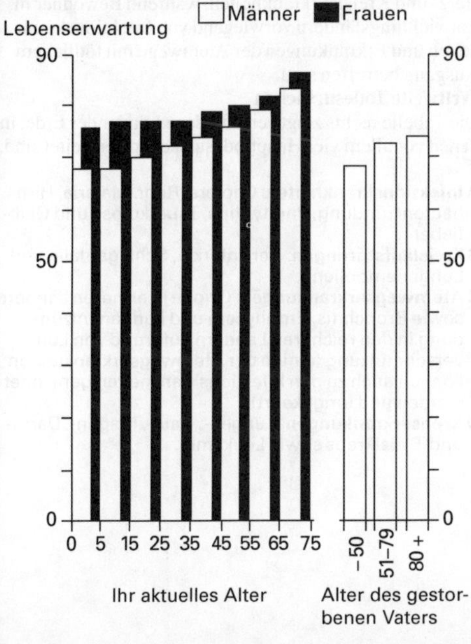

Todesursachen bei Reichen und Armen

Die Haupttodesursachen in den reichen Industrieländern unterscheiden sich von denen in ärmeren Entwicklungsländern.

Menschen in entwickelten Industrienationen leiden oft an Herz- und Kreislaufkrankheiten, während Bewohner in Entwicklungsländern vorwiegend von Infektionskrankheiten und Erkrankungen der Atemwege mit tödlichem Ausgang betroffen sind.

Weltweite Todesursachen

Die Tabelle rechts zeigt verschiedene Länder der Erde, in denen vor allem vier Haupttodesursachen verbreitet sind.

A Infektionskrankheiten: Cholera, Ruhr, Malaria, Hirnhautentzündung, Paratyphus, Tuberkulose und Gelbfieber

B Kreislaufstörungen: Herzinfarkte, Schlaganfälle und Lungenembolien

C Atemwegserkrankungen: Grippe in ärmeren Ländern sowie Bronchitis, Emphysem und Lungenentzündung in den reicheren Ländern aufgrund von Luftverschmutzung (einige der Atemwegserkrankungen können auch zu den Infektionskrankheiten gerechnet werden und umgekehrt).

D Krebserkrankungen: Lungen-, Haut-, Magen-, Darm- und Brustkrebs sowie Leukämie.

	A	B	C	D
	Infektions-krankheiten	**Kreislauf-störungen**	**Atemwegs-erkrankungen**	**Krebs-erkrankungen**
Argentinien	23,4	358,2	55,3	155,2
Australien	4,7	358,3	55,1	196,2
Barbados	23,2	218,4	43,3	176,2
Bulgarien	4,4	301,0	60,7	112,2
Chile	28,0	188,3	121,3	183,7
Costa Rica	22,5	239,1	131,8	207,8
Dänemark	3,8	314,7	65,9	238,0
Deutschland	6,2	330,2	48,1	216,7
Frankreich	13,8	228,9	70,3	186,9
Griechenland	5,2	302,8	56,6	137,5
Großbritannien	4,0	293,6	102,6	222,3
Guatemala	165,1	117,3	150,9	834,2
Guyana	18,0	158,4	68,4	67,3
Holland	6,1	296,4	73,9	219,4
Irland	5,9	320,3	146,1	196,0
Israel	21,8	330,6	69,9	165,5
Japan	11,3	231,4	105,2	172,9
Kanada	6,1	336,6	81,1	214,8
Kuweit	34,7	181,3	72,5	101,7
Mauritius	14,0	336,8	90,1	88,4
Norwegen	6,9	303,7	103,7	198,7
Österreich	2,3	322,5	42,7	203,2
Polen	5,0	188,9	35,4	152,1
Schweden	8,3	365,8	81,4	190,2
Schweiz	6,4	318,,4	50,2	221,5
Singapur	28,0	234,4	186,6	171,6
Spanien	8,2	261,2	79,0	155,0
Sri Lanka	44,7	73,5	45,9	46,0
Ungarn	5,5	231,4	36,7	187,0
USA	14,1	387,4	79,3	195,1
Venezuela	49,5	278,6	95,5	147,6

Die Analyse des Körpers

Der Körper enthält mehr als ein Fünftel der 92 chemischen Elemente, die auf oder in der Erde vorkommen, und die meisten von ihnen in Form von Verbindungen. Zwei Drittel des Körpergewichts macht z. B. Wasser, genauer gesagt: eine Verbindung von Sauerstoff und Wasserstoff, aus. Die sechs häufigsten Elemente des Körpers umfassen nur zwei der sechs häufigsten Elemente der Erdkruste.

Elemente der Erdkruste

Das Vorkommen der sechs häufigsten Elemente der Erdkruste in Gewichtsprozenten. (Die nächsten Elemente wären Kalium, Magnesium, Titan und Wasserstoff.)

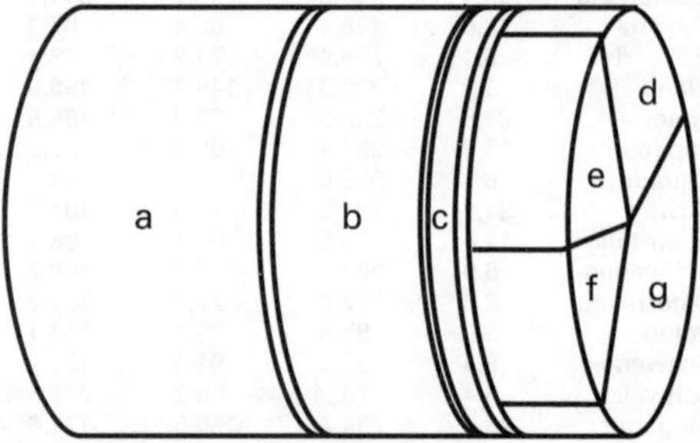

a Sauerstoff 46,6%
b Silizium 27,7%
c Aluminium 8,1%
d Eisen 5%
e Kalzium 3,6%
f Natrium 2,8%
g Andere Elemente 6,2%

Elemente des Körpers

Die Gewichtsprozente der sechs häufigsten Elemente des Körpers. (Außerdem kommen Kalium, Schwefel, Chlor, Natrium, Magnesium, Eisen, Jod, Cobalt, Mangan, Molibdän, Selen, Kupfer, Zink, Chrom und Fluor vor.)

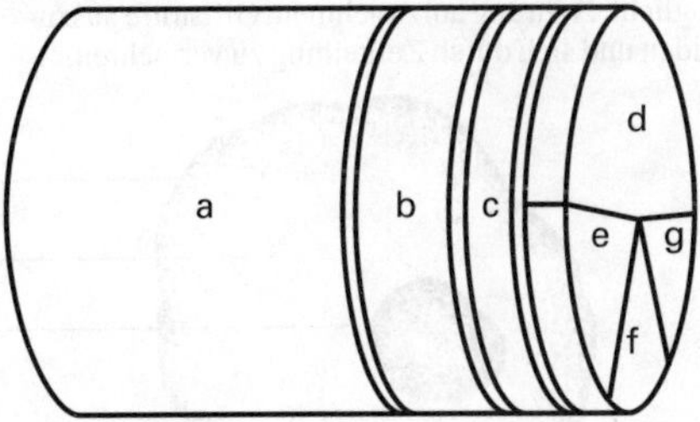

a Sauerstoff 65%
b Kohlenstoff 18,5%
c Wasserstoff 9,5%
d Stickstoff 3,3%
e Kalzium 1,5%
f Phosphor 1%
g Andere Elemente 1,2%

Zellen

Durch die Verbindung der Elemente entstehen lebende Grundbausteine des Körpers: die Zellen. Ungefähr zehn Billionen Zellen bilden einen menschlichen Körper. Jede Zelle enthält die Hauptbestandteile Nukleinsäuren, Proteine und Wasser. Die meisten Zelltypen enthalten diese Substanzen in einer Zusammensetzung, die es ihnen ermöglicht, Nahrung aufzunehmen, Giftstoffe auszuscheiden und sich durch Zellteilung zu vermehren.

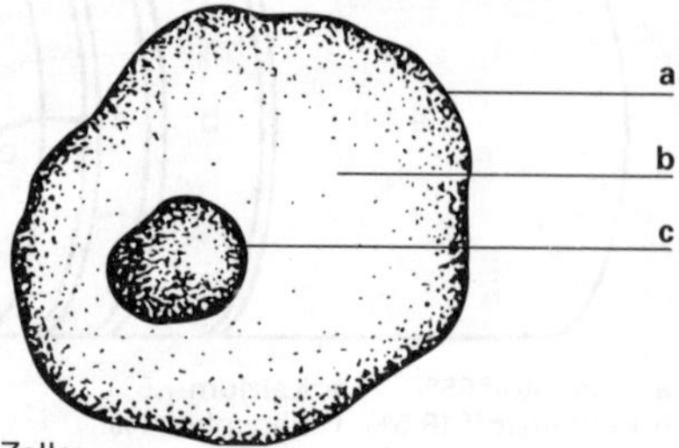

Teile einer Zelle:
a Membran: eine äußere ›Haut‹
b Zytoplasma: ein durchsichtiges ›Gelee‹
c Zellkern: Kontrollzentrum der Zelle

Gewebe und Organe

Gleichartige Zellen, die zusammen eine Funktion erfüllen, bilden einen Zellverband, den man Gewebe nennt. Man unterscheidet vier Hauptarten von Gewebe: Deckgewebe (bildet die Haut), Muskelgewebe (bildet die Muskeln), Nervengewebe (baut Gehirn, Rückenmark und Nerven auf) und Bindegewebe (festigt und stützt andere

Gewebe). Mehrere Gewebe mit einer bestimmten Aufgabe bilden ein Organ.

Innere Organe

In die Vorder- und Hinteransicht eines menschlichen Körpers ist die Lage der wichtigsten Organe, mit Ausnahme der Geschlechtsorgane, eingetragen; vom Hals über den Thorax (Brustbereich) bis zum Abdomen (Bauchraum).

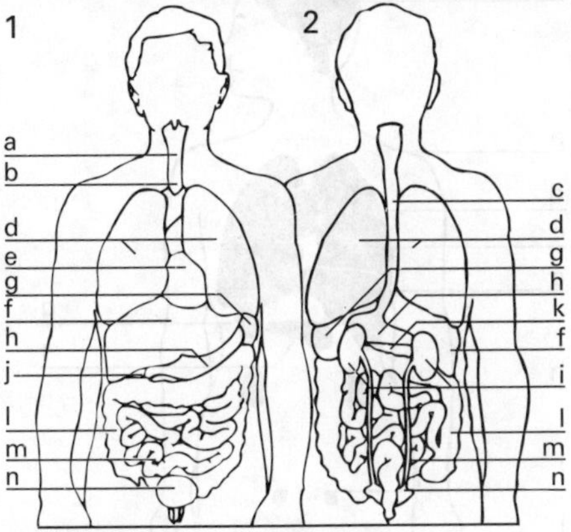

1 Vorderansicht
2 Hinteransicht
a Kehlkopf
b Luftröhre
c Speiseröhre
d Lungen
e Herz
f Leber
g Milz
h Magen
i Nieren
j Gallenblase
k Bauchspeicheldrüse
l Dickdarm
m Dünndarm
n Harnblase

Gewicht der Organe
Die verschiedenen Organe wiegen unterschiedlich viel. Es folgen die Gewichte von zehn Organen. Die Buchstaben weisen auf ihren Platz in der Abbildung hin.

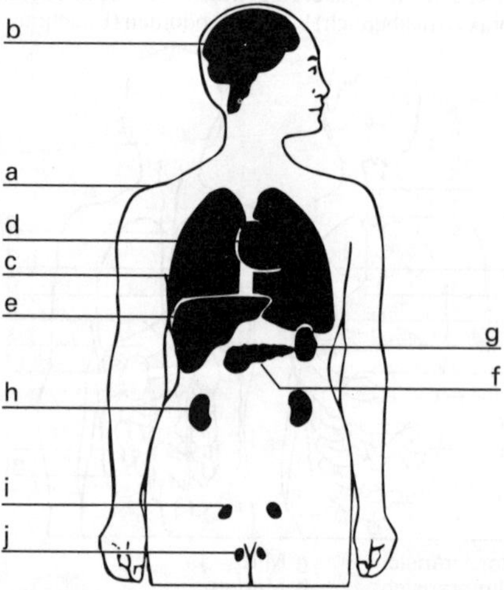

a Haut 3250 g
b Gehirn 1400 g
c Lungen (jeweils) 600 g
d Herz 280 g
e Leber 1420 g
f Bauchspeicheldrüse 85 g
g Milz 200 g
h Nieren (jeweils) 140 g
i Eierstöcke (jeweils) 3 g
j Hoden (jeweils) 12 g

Größe und Form der Organe
In der Abbildung sind acht Organe im selben Maßstab abgebildet. Die Hand dient als Bezugsgröße. Lungen und Haut sind zu groß, um hier gezeigt werden zu können. Flachgelegt würde die Haut eines Menschen denselben Raum wie ein Einzelbett einnehmen.

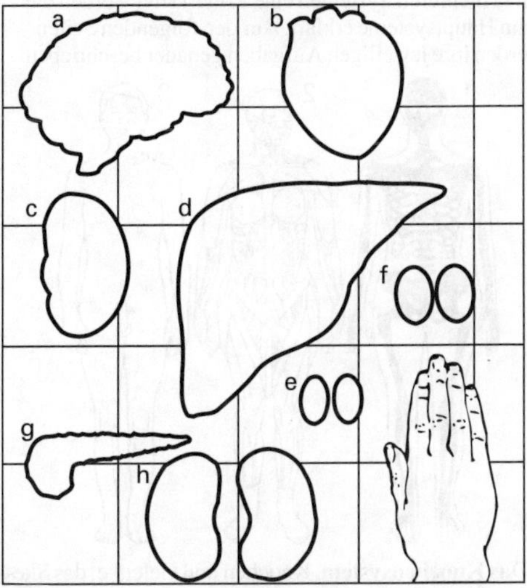

a Gehirn
b Herz
c Milz
d Leber
e Hoden
f Eierstöcke
g Bauchspeicheldrüse
h Nieren

Die Hauptsysteme

Die Gewebe des Körpers sind größtenteils in Organen angeordnet und bilden dadurch Systeme für die Erfüllung verschiedener wichtiger Aufgaben. (Einige Organe spielen in mehreren Systemen eine Rolle.) Hier werden die zehn Hauptsysteme erklärt. Auf den folgenden Seiten werden ihre jeweiligen Aufgaben genauer beschrieben.

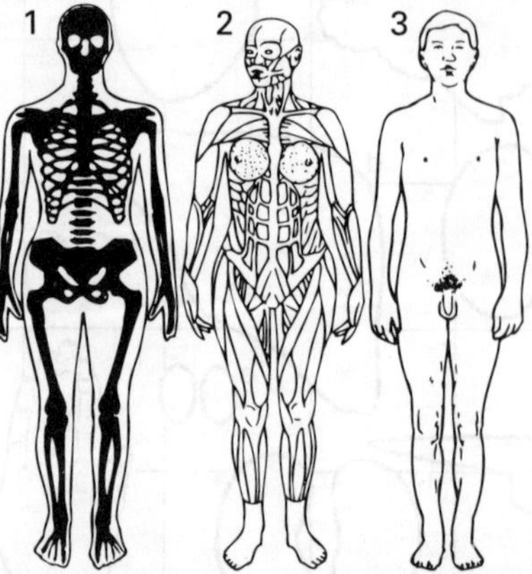

1 Das Knochensystem. Knochen und Gelenke, das Skelett oder Gerüst des Körpers. S. 46 - 55.
2 Das Muskelsystem. Muskeln, elastische Fasern, die die Glieder bewegen und Blut durch den Körper transportieren. S. 56 - 59.

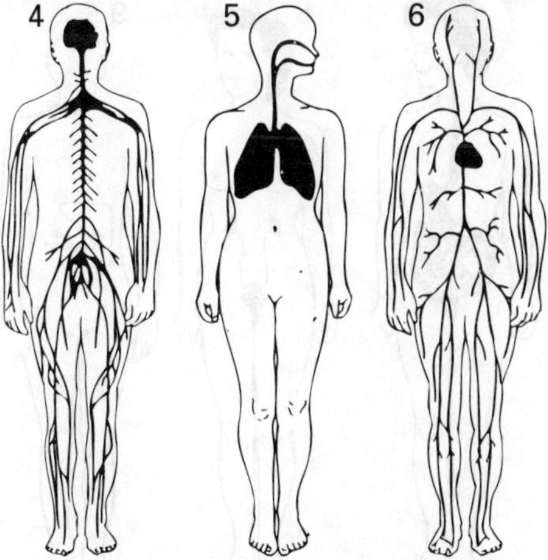

3 Haut, Nägel und Haare. Die Haut, eine Schutzschicht, die auch für die Temperaturregelung wichtig ist. S. 60 - 63.
4 Das Nervensystem. Gehirn, Rückenmark und Nerven, das Kontroll- und das Verständigungssystem, einschließlich der fünf Sinne. S. 64 - 79.
5 Der Atmungsapparat. Die Atmungsorgane, Nase, Luftröhre, Lungen usw., die Sauerstoff aufnehmen und Kohlendioxyd abgeben. S. 80 - 83.
6 Das Kreislaufsystem. Blutgefäße, Herz und Lymphgefäße für die Versorgung der Zellen, Ausscheidung der

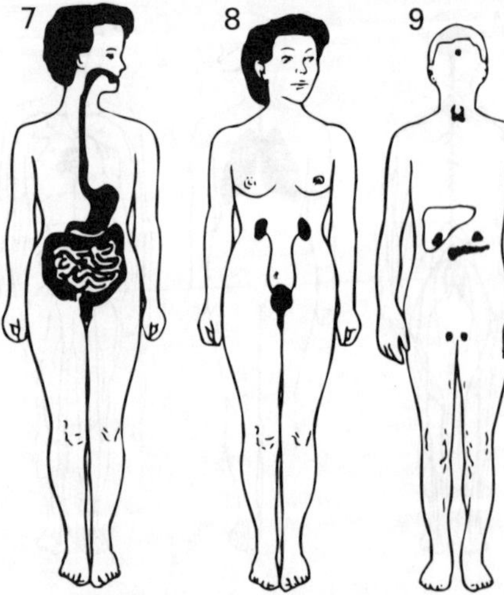

Schadstoffe und Hilfe bei der Bekämpfung von Krankheiten. S. 84 - 94.

7 Der Verdauungsapparat. Mund, Verdauungskanal und Drüsen, einschließlich der Leber, die die Nahrung für den Gebrauch im Körper aufspalten. S. 95 - 107.

8 Ausscheidungsorgane. Nieren, Harnblase und Harnröhre, die Schadstoffe in Form von Urin ausscheiden. S. 108 - 110.

9 Das Hormonsystem. Hormonerzeugende Drüsen, die mehrere Körperfunktionen regeln. S. 111 - 117.

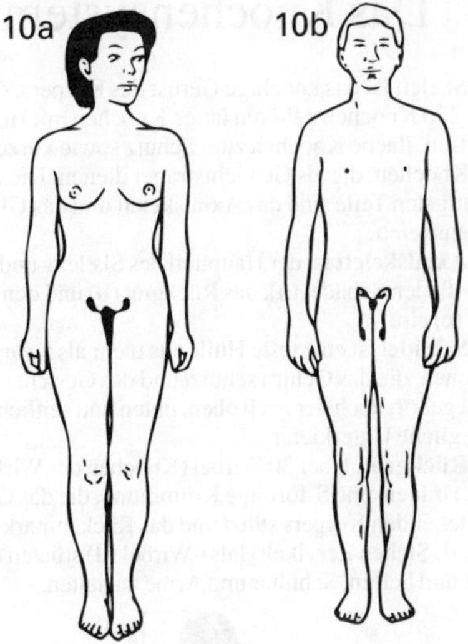

10a Weibliche Fortpflanzungsorgane. Organe für die Bildung der Eizellen und des Fötus. S. 119 - 121.
10b Männliche Fortpflanzungsorgane. Organe für die Erzeugung und Ausscheidung der Samenflüssigkeit. S. 118.

Das Knochensystem

Das Skelett ist das knochige Gerüst des Körpers.Zu den über 200 Knochen gehören lange Knochen mit Hebelfunktion, flache Knochen zum Schutz sowie kurze kräftige Knochen, die als Gewichtsträger dienen. Die zwei wichtigsten Teile sind das Axialskelett und das Gliedmaßenskelett.

Das Axialskelett ist der Hauptteil des Skeletts und schließt den Schädel (**a**), das Rückgrat (**b**) und den Brustkorb (**c**) ein.

Der Schädel ist eine feste Hülle aus mehr als zwanzig Knochen, die das Gehirn schützt und das Gesicht formt. Dazu gehört auch der nach oben, unten und seitlich bewegliche Unterkiefer.

Das Rückgrat. Über 30 Wirbel (Knochen der Wirbelsäule) bilden eine S-förmige Krümmung, die das Gewicht des stehenden Körpers stützt und das Rückenmark schützt. Sieben Zervikal(Hals)-Wirbel (**d**) stützen den Kopf und helfen, Schulter und Arme zu halten.

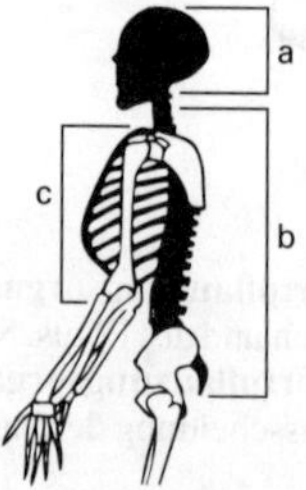

Zwölf Brustwirbel (**e**) stützen den oberen Rücken ab. Zwölf Rippenpaare (**f**) biegen sich vorwärts und treffen sich im Sternum (Brustbein) (**g**). Rippen und Brustbein schützen Lungen und Herz und erleichtern die Lungentätigkeit. Fünf Lendenwirbel (**h**) stützen den unteren Rükken. Fünf verschmolzene Wirbel (**i**) bilden das Kreuzbein. Diese Gelenke und Knochen tragen das gesamte über ihnen liegende Gewicht.
Weitere fünf verschmolzene Wirbel bilden das Steißbein (**j**), das winzige Überbleibsel eines Schwanzes.

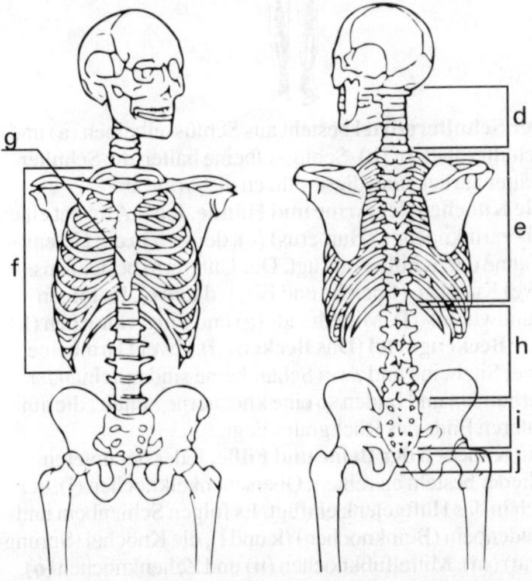

Das Gliedmaßenskelett

Das Gliedmaßenskelett umfaßt die Knochen der Arme und Beine und die sie abstützenden Knochen.

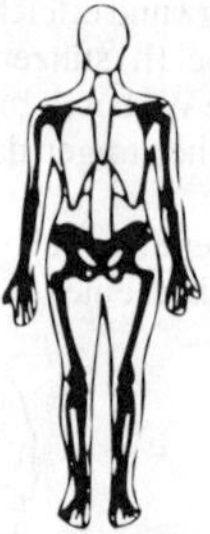

Der Schultergürtel besteht aus Schlüsselbeinen (**a**) und Schulterblättern (**b**). Schlüsselbeine halten die Schulterblätter zurück, und diese stützen die Arme ab.

Die Knochen der Arme und Hände. Jeder Arm hat einen Oberarmknochen (Humerus) (**c**), der sich in die Gelenkpfanne der Schulter einfügt. Der Unterarm besteht aus zwei Knochen (Speiche und Elle) (**d** und **e**). Es folgen Handwurzel- (**f**), Mittelhand- (**g**) und Fingerknochen (**h**).

Der Beckengürtel (**Das Becken**) (**i**). Zwei Darmbeine, zwei Sitzbeine und zwei Schambeine sind miteinander verbunden und bilden so eine knöcherne Schale, die am unteren Ende des Rückgrates liegt.

Die Knochen der Beine und Füße. Jedes der unteren Glieder besteht aus einem Oberschenkelknochen (**j**), der sich in das Hüftgelenk einfügt. Es folgen Schienbein und Wadenbein (Beinknochen) (**k** und **l**), die Knöchel (Sprungbein) (**m**), Mittelfußknochen (**n**) und Zehenknochen (**o**).

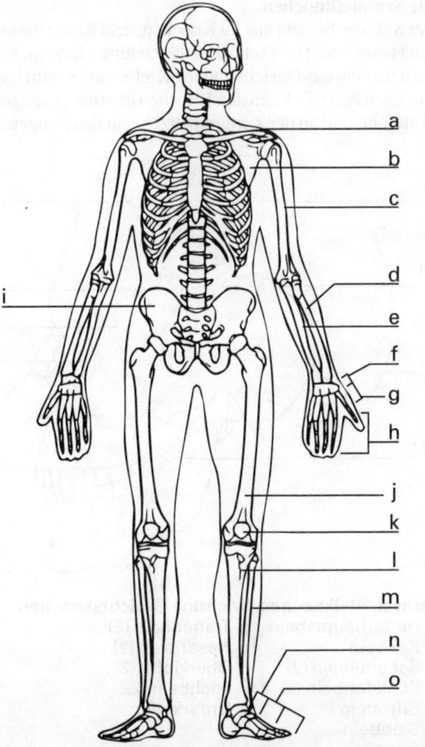
a
b
c
d
e
f
g
h
i
j
k
l
m
n
o

Die Schädelknochen

Der Schädel besteht aus 29 Knochen, acht davon bilden den Hirnschädel und schützen das Gehirn, vierzehn Knochen formen das Gesicht und die Kiefer, sechs winzige Knöchelchen (die kleinsten Knochen überhaupt) liegen im Mittelohr, und an der Zungenwurzel liegt das Zungenbein.

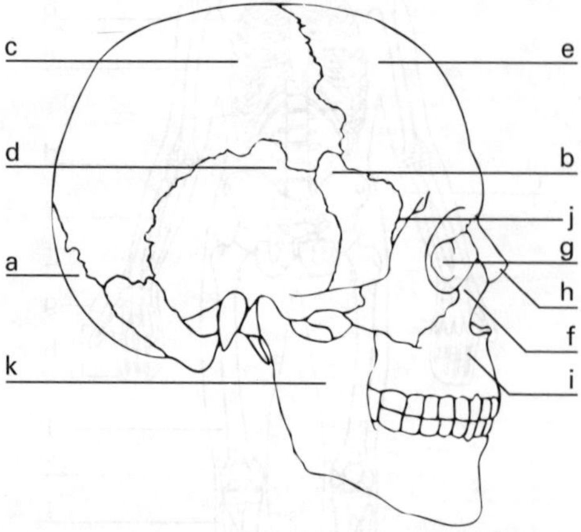

Hirnschädelknochen
a Hinterhauptsbein
b Keilbein
c Scheitelbein (2)
d Schläfenbein (2)
e Stirnbein
f Siebbein

Wichtige Gesichtsknochen
g Tränenbein (2)
h Nasenbein (2)
i Oberkiefer (2)
j Jochbein (2)
k Unterkiefer

Die Fußknochen

Die 26 Fußknochen stützen den Körper und arbeiten wie ein Hebel, um den Körper beim Gehen oder Laufen fortzubewegen. Über 100 Bänder halten die 33 Fuß- und Zehengelenke zusammen. Die Federung des Fußes wird durch längs- und querliegende Bänder gewährleistet.

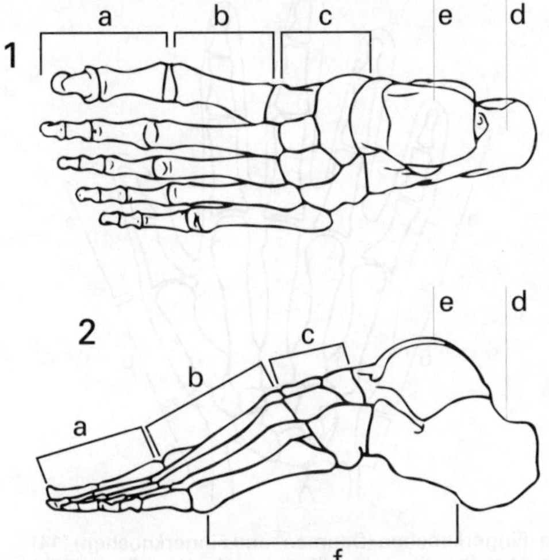

1 Aufsicht
2 Seitenansicht
a Zehenknochen (14)
b Mittelfußknochen (5)
c Fußwurzelknochen (7)
d Fersenbein
e Sprungbein
f Längsgewölbe

Handknochen

Das Grundgerüst der Hand wird von 27 Knochen gebildet. Daumenknochen können gegen Fingerknochen gedrückt werden, was die Hand befähigt, Gegenstände zu greifen. Die exakten Bewegungen der Hand werden von 35 Muskeln gesteuert.

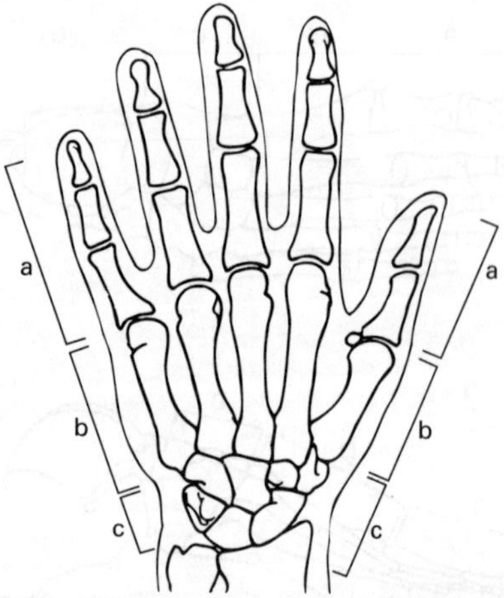

a Fingerknochen (Daumen- und Fingerknochen) (14)
b Mittelhandknochen (Knochen der Handfläche) (5)
c Handwurzelknochen (Knochen des Handgelenkes) (8)

Knochen und Knorpel

Die Knochensubstanz ist das harte, feste Aufbaumaterial

des Skeletts. Knochen bilden sich in der Wachstumsphase, indem der Knorpel (eine weiße, elastische Substanz) langsam durch Mineralien ersetzt wird.

Struktur des Knochens. Hauptbestandteile der Knochensubstanz sind Kalzium und Phosphor, ein Drittel machen jedoch organische Stoffe aus, vorwiegend das faserförmige Protein Kollagen. Knochen setzen sich aus zwei verschiedenen Gewebearten zusammen. Die Außenseite eines langen Knochens besteht aus hartem, dichtem, kompaktem Gewebe (**a**). Zu den Gelenken hin ist der Knochen mit lockerem, schwammig erscheinendem Knochengewebe gefüllt (**b**). Knochenenden enthalten auch rotes Knochenmark, und gelbes Knochenmark befindet sich in der Markhöhle (**c**) innerhalb der Knochenrinde.

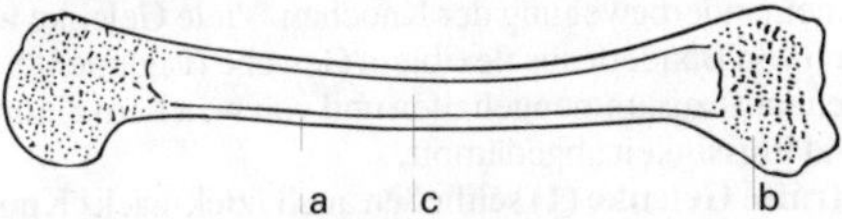

Feinstruktur der Knochen. Knochen sind keine trockenen, toten Gebilde. Ein Drittel davon ist lebendes Gewebe mit einem ständigen Austausch der Zellen, die für die Erhaltung und Reparatur verantwortlich sind. Knochen werden von Blutgefäßen, Nerven und Lymphgefäßen versorgt, die durch ein Labyrinth von winzigen Kanälen laufen. Spezielle Knochenbildungszellen (Osteoblasten) führen Reparaturen an den Knochen aus, während knochenabbauende Zellen (Osteoklasten) beschädigte Knochen auflösen und zerlegen, damit sie wiederhergestellt werden können.

Aufgabe der Knochen. Knochen bilden das innere Gerüst des Körpers. Sie speichern Kalzium, Phosphor, Fette und

andere Substanzen. Knochen erzeugen auch Blutzellen und helfen, einige Giftstoffe aus dem Blut zu entfernen.
Struktur des Knorpels. Der Knorpel setzt sich aus dem festen Protein Kollagen und dem elastischen Protein Elastin zusammen.
Aufgabe des Knorpels. Ungeborene Kinder haben ein Knorpelskelett. Bei Erwachsenen formt der Knorpel die Nase, das Außenohr, hält große Luftwege offen, verbindet Rippen und schützt Gelenke.

Gelenke

Gelenke sitzen dort, wo sich zwei oder mehrere Knochen treffen. Sie können straff oder beweglich sein. Straffe Gelenke schützen angrenzende Knochen vor Schäden durch Stöße. Bewegliche Gelenke ermöglichen eine glatte Aneinanderbewegung der Knochen. Viele Gelenke werden von Bändern aus flexiblem Gewebe (Ligamente genannt) zusammengehalten und von weichem Knorpel und Flüssigkeit abgedämpft.
Straffe Gelenke (**1**) schließen auch ›zick-zack‹ Knochennähte (**a**) ein, Stellen, an denen sich Schädelknochen sowie die paarigen Knochen im Bein und im Unterarm (**b**) treffen.

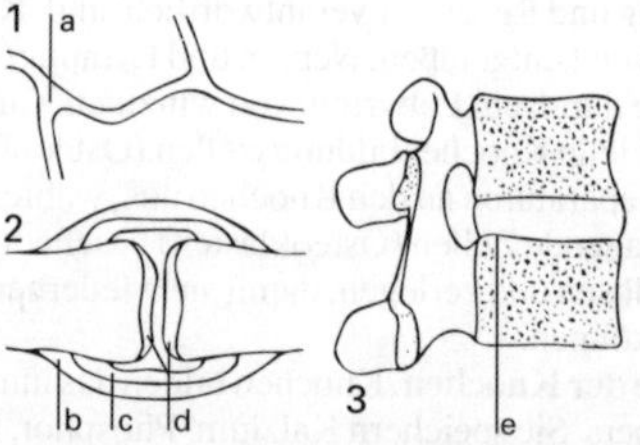

Kugelgelenke (**2**) sind bewegliche Gelenke, wie z.B an den Schultern und Knien. Ligamente bilden eine Gelenkkapsel (**b**), die innen mit einer gleitenden, fetten Synovialschicht (**c**) versehen ist. Sie verbindet zwei Gelenkteile, die mit dem Gelenkknorpel (**d**) enden.

Knorpelgelenke (**3**) sind Gelenke zwischen den Knochen der Wirbelsäule. Ein faserig-knorpeliges Kissen (**e**) dient als Aufprallschutz jedes einzelnen Knochens.

Gelenkbewegungen

Einige Gelenke erlauben eine größere Bewegungsfreiheit als andere. Zu den wichtigsten Typen dieser echten Gelenke gehören:

Drehgelenke (**A**) befinden sich z.B an dem Punkt, an dem der Schädel auf dem Rückgrat ruht, damit sich der Kopf seitlich bewegen kann, oder im Ellenbogen, wodurch die Handfläche nach oben gedreht werden kann.

Scharniergelenke (**B**) ermöglichen eine Bewegung wie die Scharniere einer Tür. Ellenbogen-, Knie- und Fingergelenke führen solche Bewegungen aus.

Kugelgelenke (**C**) befinden sich dort, wo sich das kugelförmige Knochenende in die Höhlung eines anderen Knochens einfügt. Von allen Gelenkarten haben Kugelgelenke die größte Bewegungsfreiheit. Kugelgelenke der Hüften und Schultern ermöglichen es, Beine und Arme nach innen, außen, vor- und rückwärts zu schwingen.

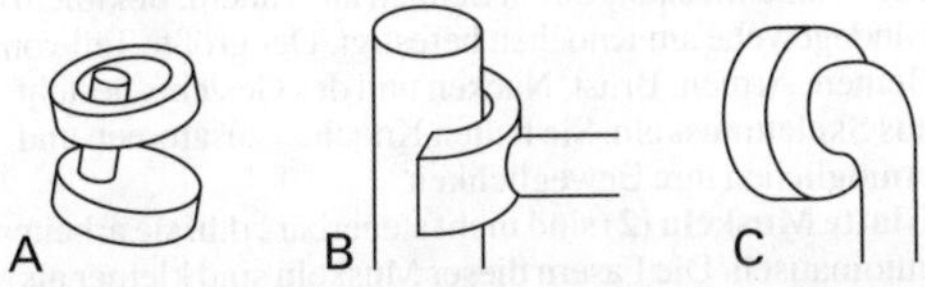

Das Muskelsystem

Muskeln sind strapazierfähige, elastische Gewebe, die sich aus Zellen zusammensetzen, die Muskelfasern genannt werden. Die über 600 Muskeln des Körpers machen 40% des gesamten Körpergewichts aus. Muskeln betätigen Gliedmaßen, Lungen und andere Körperteile und bestimmen ihre Größe und Form. Man unterscheidet drei Muskel-Typen: glatte Muskeln, Skelett- und Herzmuskulatur.

1

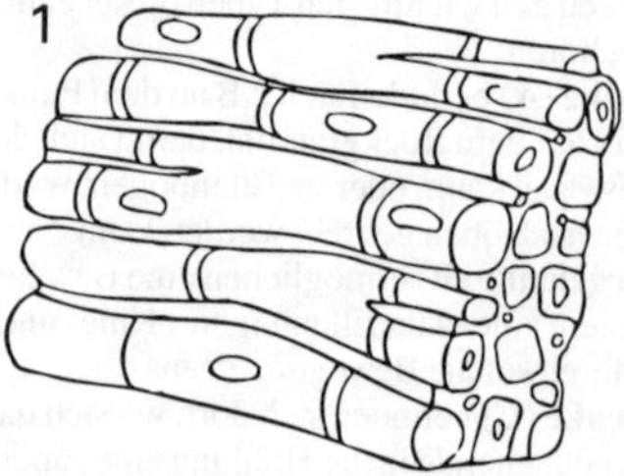

Skelettmuskeln (**1**) werden auch willkürliche oder quergestreifte Muskeln genannt. Sie setzen sich aus vielen großen, langen, zylinderförmigen, quergebündelten Fasern mit jeweils mehreren Zellkernen zusammen. Muskelenden sind meistens durch Sehnen aus zähem, flexiblem Bindegewebe am Knochen befestigt. Der größte Teil von Beinen, Armen, Brust, Nacken und des Gesichts besteht aus Skelettmuskeln. Sie halten Knochen zusammen und ermöglichen ihre Beweglichkeit.

Glatte Muskeln (**2**) sind nicht steuerbar , d.h. sie arbeiten automatisch. Die Fasern dieser Muskeln sind kleiner als

2

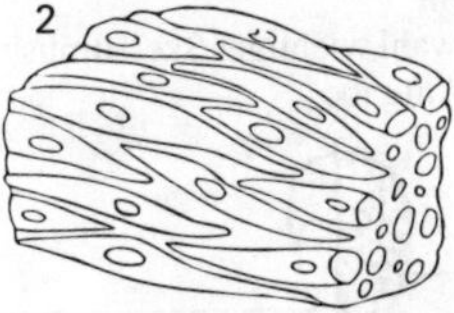

3

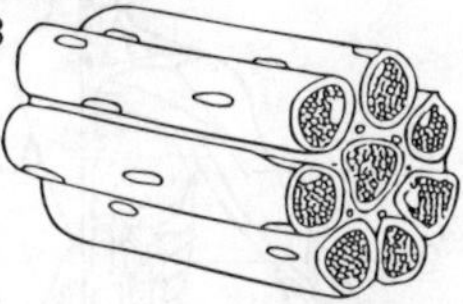

die der Skelettmuskeln, nicht quergestreift und haben nur jeweils einen Zellkern. Glatte Muskeln kommen im Darm, Magen, in Blutgefäßen und in der Harnblase vor. Diese Muskeln ziehen sich rhythmisch zusammen und bewegen so Nahrung, Blut und Urin durch den Körper.

Herzmuskeln (**3**) bilden die Wände des Herzes. Herzmuskeln sind wie Skelettmuskeln quergestreift. Sie arbeiten automatisch wie die glatte Muskulatur, und die Muskelfasern haben jeweils einen Zellkern.

Treibstoff für die Muskeln

Muskeln erhalten ihre Energie aus der im Blut enthaltenen Glukose. Durch die Verbindung von Glukose mit Sauerstoff wird Energie frei. Während der Muskeltätigkeit entstehen Wärme, Milchsäure, Wasser und Kohlendioxyd, das vom Blut abtransportiert wird. Starke Anstrengung steigert den Sauerstoff- und Blutbedarf der Muskeln. Aus diesem Grund beginnt man zu keuchen, und der Puls erhöht sich.

Aufgabe der Muskeln
Wir zeigen eine Auswahl wichtiger Skelettmuskeln und nennen jeweils ihre Aufgabe.

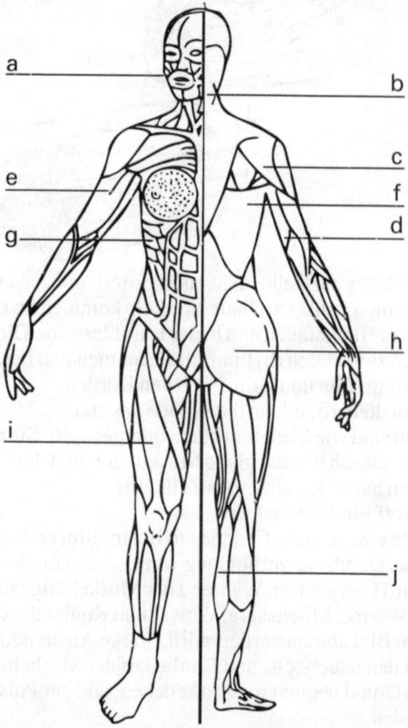

- **a** Kaumuskel (zum Kauen)
- **b** Kopfdreher (hält den Kopf aufrecht)
- **c** Deltamuskel (hebt den Arm)
- **d** Trizeps (streckt den Arm)
- **e** Bizeps (biegt den Arm)
- **f** Latissimus (stärkt den Rücken)
- **g** Vordere Sägemuskel (bewegt die Rippen)
- **h** Großer Gesäßmuskel (wird beim Aufstehen beansprucht)
- **i** Gerader Oberschenkelmuskel (streckt das Bein)
- **j** Zweiköpfiger Wadenmuskel (wird beim Gehen betätigt)

Arbeitsweise der Muskeln

Muskeln können sich zusammenziehen, aber nicht selbsttätig strecken. Hin- und Herbewegungen benötigen Muskelpaare, die mit gegensätzlicher Wirkung arbeiten. Beim Beugen und Strecken der Arme werden z.B. Bizeps (**a**) und Trizeps (**b**) betätigt.

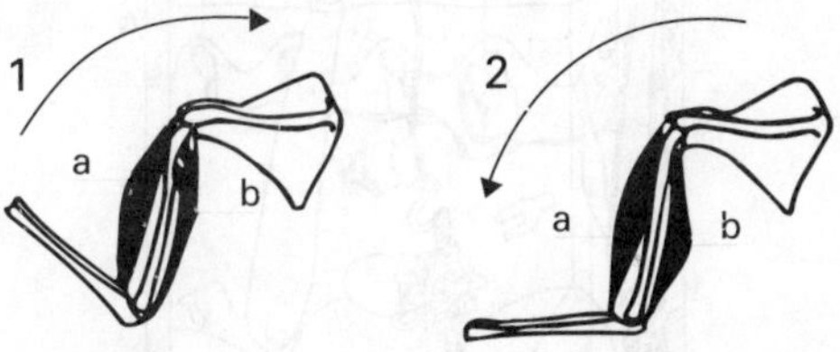

1 Wenn sich der Bizeps zusammenzieht, erschlafft der Trizeps, und der Arm beugt sich.
2 Wenn sich der Trizeps zusammenzieht, erschlafft der Bizeps, und der Arm streckt sich.

Haut, Nägel und Haare

Die Haut ist das größte Organ des Körpers. Abgelöst würde die Haut eines Durchschnittsmannes eine Fläche von ungefähr 1,90 m^2 einnehmen.

Struktur. Die Haut besteht aus einer Außenschicht, der Oberhaut (Epidermis), einer inneren Schicht, der Lederhaut (Corium), und aus subkutanem Gewebe (der Unterhaut).

Epidermis (A). In der untersten Schicht der Epidermis bilden sich neue Zellen und das braune Pigment Melanin. Der Melaninanteil ist für die Ausprägung der Haut- und

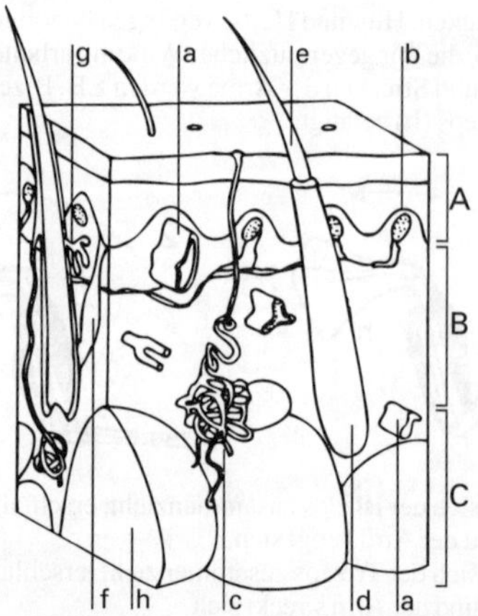

Haarfarbe ausschlaggebend. Die Oberfläche der Oberhaut enthält alte abgestorbene Zellen aus dem hornigen Protein Keratin. Diese Substanz läßt auch Haare und Nägel entstehen. Nägel bilden sich aus der Oberhaut.

Lederhaut (**B**). In der Lederhaut sind elastische Fasern eingelagert, die die Haut straffen. Außerdem enthält sie Blutgefäße (**a**), Nervenendigungen (**b**), Schweißdrüsen (**c**) und Haarbälge (**d**): taschenartige Strukturen, aus denen die Haarschäfte (**e**) wachsen. Jedes Haar hat einen Haarbalgmuskel (**f**) und eine Talgdrüse (**g**), die fettigen Talg absondert und so die Haut geschmeidig hält.

Subkutanes Gewebe (**Unterhaut**) (**C**). Unter der Lederhaut liegt das subkutane Gewebe, das vorwiegend aus Bindegewebe, Fett (**h**) und Blutgefäßen besteht.

Aufgaben der Haut. Die Haut ist eine flexible, wasserdichte Barriere, die dafür sorgt, daß Körperflüssigkeiten innerhalb und Bakterien sowie schädliche Sonnenstrahlen außerhalb des Körpers bleiben. Die in der Haut befindlichen Nervenendigungen spüren Hitze, Kälte, Schmerz und Druck. Schweißdrüsen und Blutgefäße in der Haut helfen, die Körpertemperatur zu regulieren. Das subkutane Gewebe hat außerdem einen Polsterungseffekt und schützt so das Körperinnere vor Verletzungen.

Nagelbildung

Nägel bilden sich vor der Geburt. In den Zehen und Fingern teilen sich bestimmte Zellen der Oberhaut (**1**).

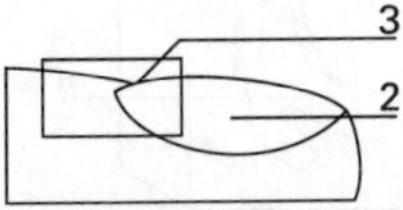

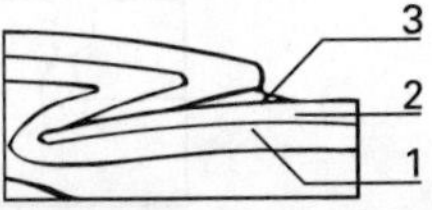

Die oberen Zellen sammeln hartes Keratin an, woraus sich die Nagelplatte bildet (**2**). Diese Platte wächst aus der Nagelfurche (**3**) über die Haut und bildet einen Finger- oder Zehennagel.

Haarbildung

Haare bilden sich vor der Geburt. Zuerst wird ein Teil der Oberhaut dicker (**a**). Danach dringt sie in die Lederhaut ein (**b**) und bildet eine Verlängerung, Haarpapille genannt (**c**). Durch die Vermehrung dieser Zellen bildet sich das Haar (**d**), das sich während seines Wachstums von der Nahrungsquelle entfernt und das feste Protein Keratin ansammelt. Andere Zellen der Papille bilden eine verhornte Wurzelvertiefung (**e**), aus der eine Talgdrüse (**f**) entsteht.

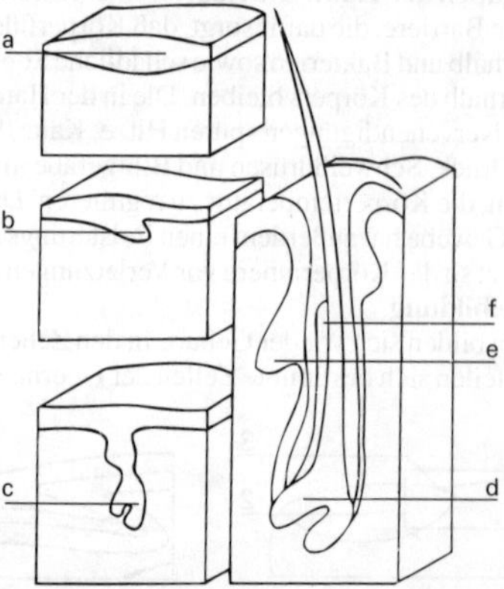

Haut und Temperaturregelung

Bei heißem Wetter hilft die Haut, den überhitzten Körper abzukühlen (**1**). Schweißdrüsen (**a**) sondern Schweiß ab, der die Haut kühlt. Die Kapillargefäße (**b**) weiten sich und strahlen die Wärme über die Haut ab.

Bei kaltem Wetter verhindert die Haut die Wärmeabfuhr aus dem Körper (**2**). Die Schweißdrüsen (**a**) schließen sich. Die Kapillargefäße (**b**) ziehen sich zusammen, und die Haare (**c**) stellen sich auf. Dabei bildet sich zwischen ihnen eine Luftschicht, die die Haut isoliert.

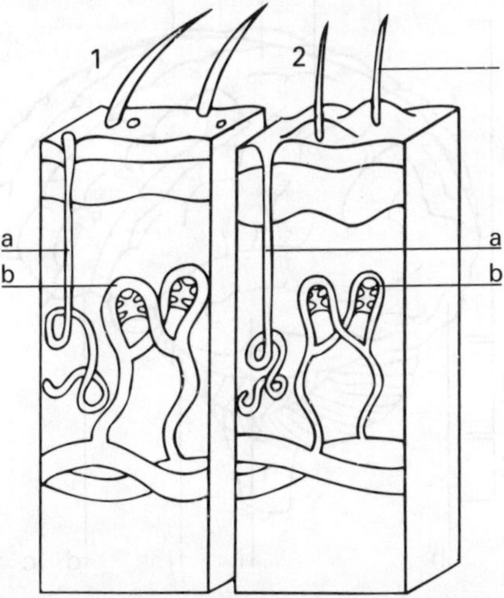

Das Nervensystem

Das zentrale Nervensystem umfaßt Gehirn und Rückenmark. Milliarden von Nervenzellen im Gehirn (Neuronen) steuern Bewußtsein, Gefühle, Gedanken, Bewegungen und unbewußte Körperfunktionen.

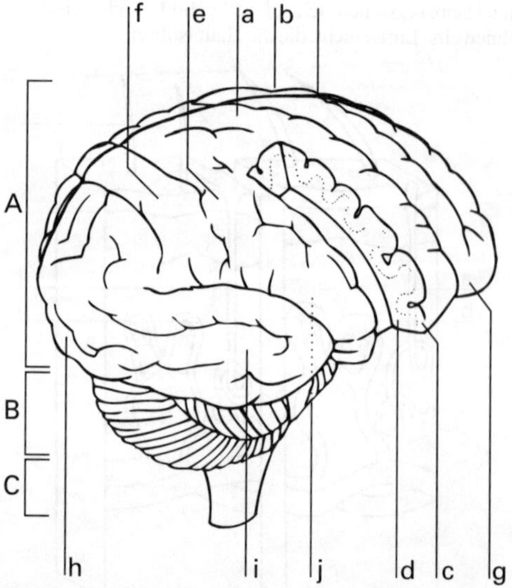

Die Struktur des Gehirns
Das Gehirn sieht aus wie eine riesige, verschrumpelte und in den Schädel eingezwängte Walnuß.
Liquor (die Hirn- und Rückenmarksflüssigkeit) und Hirnhäute (übereinandergeschichtete Membranen) schützen das Gehirn vor Schäden. Hauptteile des Gehirns sind: das Großhirn (**A**), das Kleinhirn (**B**) und der Hirnstamm (**C**).
Das Großhirn nimmt ungefähr sieben Zehntel des gesamten Nervensystems ein. Es umfaßt die rechte (**a**) und die linke Großhirnhälfte (**b**), die tief im Inneren miteinander verknüpft sind.
Die tief gefurchte Hirnrinde (obere Schicht) enthält eine graue Substanz (Nervenzellkörper) (**c**), unter der sich eine weiße Substanz (Nervenzellfortsätze) (**d**) befindet.
Bestimmte Gehirnzonen haben besondere Funktionen, zum Beispiel steuert das motorische Rindenfeld (**e**) die willkürlichen Bewegungen; sensorische Regionen (**f**) die körperlichen Empfindungen; Stirnlappen (**g**) die Persönlichkeit; Hinterhauptslappen (**h**) das Sehen; das Hörzentrum (**i**) das Gehör und das Sprechzentrum (**j**) die Sprache.
Unter der Verbindungsstelle der beiden Großhirnhälften liegen der Hypothalamus und andere Kontroll-, Koordinierungs- und Übertragungszentren, von denen einige das Gefühl und Verhalten steuern.
Das Kleinhirn ist der zweitgrößte Teil und befindet sich unter dem hinteren Teil des Gehirns. Es ist für das Gleichgewicht und die Koordinierung komplexer Körperbewegungen zuständig.
Der Hirnstamm ist ein Bündel aus Nervenfasern und -kernen, die das Rückenmark mit dem Gehirn verbinden. Zentren im Hirnstamm überwachen automatisch ablaufende Tätigkeiten wie Atmung, Herzschlag und Verdauung.

Neuronen

Neuronen sind Nervenzellen, und Neuronennetze bilden das Nervensystem. Über sensorische Neuronen werden Signale von Nervenendigungen in Augen, Ohren, der Haut usw. zum Gehirn gesendet. Motorische Neuronen senden Signale vom Gehirn und vom Rückenmark zu den Muskeln und sorgen für Zwischenverbindungen.

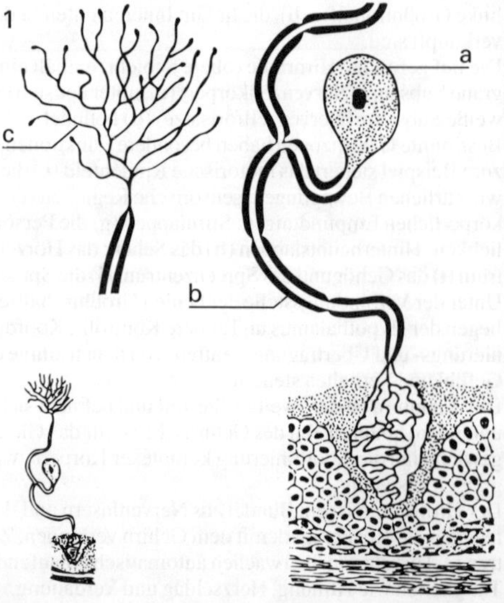

Sowohl sensorische (**1**) als auch motorische (**2**) Neuronen bestehen aus drei Hauptteilen: einem rundlichen Zellkörper (**a**), einem langen, schmalen Axon (**b**) und verzweigten Dendriten (**c**). Elektrische Impulse fließen durch Axone und Dendriten, wobei chemische Überträger die Lücke (Synapse) von einem Neuron zum nächsten überspringen.

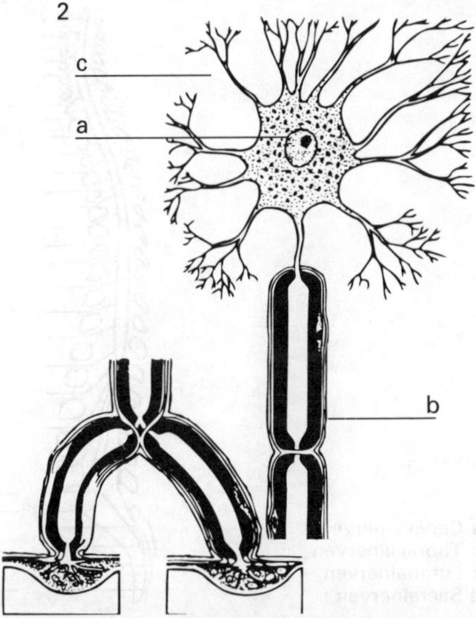

Rückenmark

Dieses leicht gebogene, ca. 48 cm lange Nervenfaserbündel (**1**) läuft vom Gehirn durch die Wirbelsäule nach unten. Aus dem Rückenmark zweigen 31 Nervenpaare in den Körper ab. Diese Spinalnerven und noch zwölf weitere Hirnnervenpaare, die vom Gehirn ausgehen, bilden das sogenannte periphere Nervensystem.

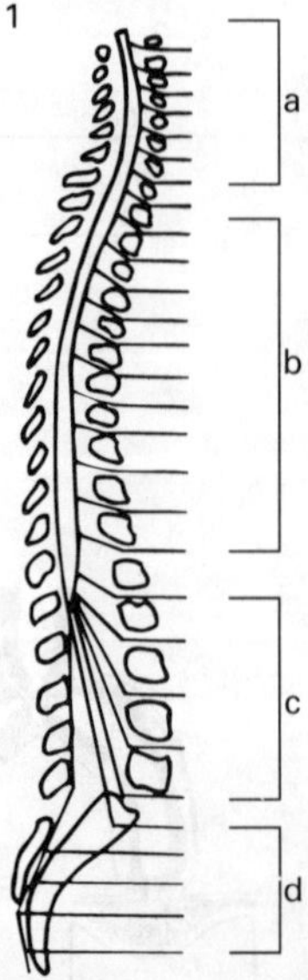

a Cervicalnerven
b Thoracalnerven
c Lumbalnerven
d Sacralnerven

Struktur. Die Abbildung (**2**) zeigt einen Teil des Rückenmarks (**a**), der durch die Wirbel (**b**) verläuft. Das Rückenmark wird von Hirnhäuten (**c, e**) geschützt. Spinalnerven (**d**) treten zwischen zwei Wirbeln aus dem Rückenmark aus, empfangen sensorische Impulse und leiten motorische Signale zu bestimmten Körperregionen weiter.

2

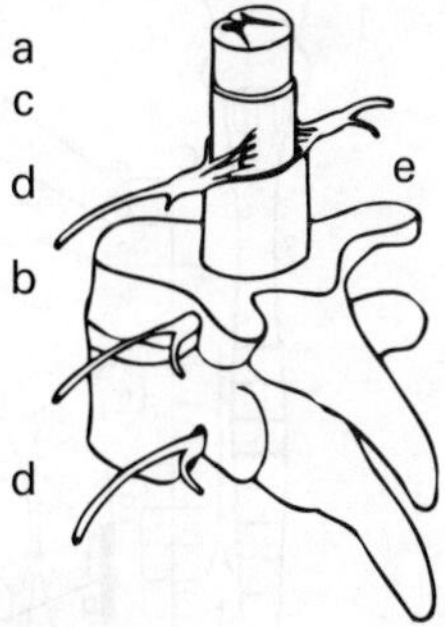

Das periphere Nervensystem

Periphere Nerven bilden das somatische und das autonome Nervensystem. Das somatische System umfaßt sensible Nerven, die Signale von Sinnesorganen zum zentralen Nervensystem weiterleiten, sowie motorische Nerven, die Signale vom zentralen Nervensystem zu bewußt gesteuerten Muskeln weitersenden. Zum autonomen Nervensystem gehören Sympathikus und Parasympathikus, die antagonistische Handlungen auslösen. Sie funktionieren außerhalb unserer Kontrolle und werden wahrscheinlich vom Hypothalamus im Gehirn geregelt.

Der **Sympathikus** (**1**) leitet das Blut zum Gehirn, Herz, sowie zu den Lungen und bereitet uns so auf körperliche Anstrengung vor. Nerven des Brust- (**A**) und Lendenmarks (**B**) ziehen sich durch Nervenknoten (Ganglien) (**C-G**) hindurch, um auf verschiedene Organe zu wirken:

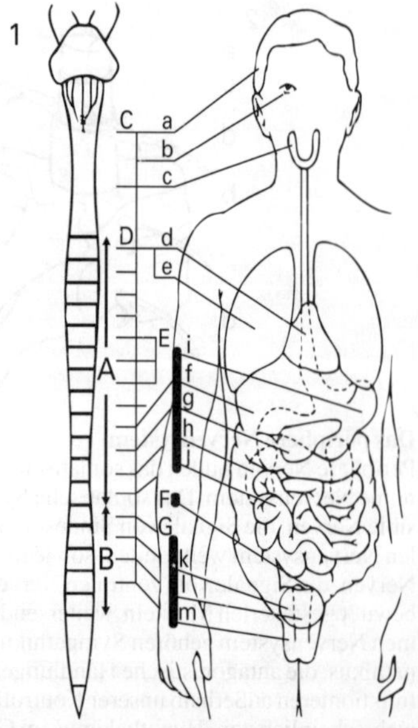

- **a** Blutgefäße im Kopf
- **b** Augenpupillen
- **c** Speicheldrüsen
- **d** Herz
- **e** Lungen
- **f** Leber
- **g** Bauchspeicheldrüse
- **h** Nieren
- **i** Magen
- **j** Darm
- **k** Harnblase
- **l** After
- **m** Geschlechtsorgane

Wenn wir uns ausruhen, dominiert der **Parasympathikus** (**2**) über den Sympathikus. Er reduziert viele der systembedingten Aktivitäten. Der Puls verringert sich, und Blut wird in den Darmtrakt geleitet, wo es die Bildung der Verdauungssäfte anregt. Die Nerven des Hirnstammes (**A**) und des Sakralmarks (**B**) wirken auf verschiedene Organe:

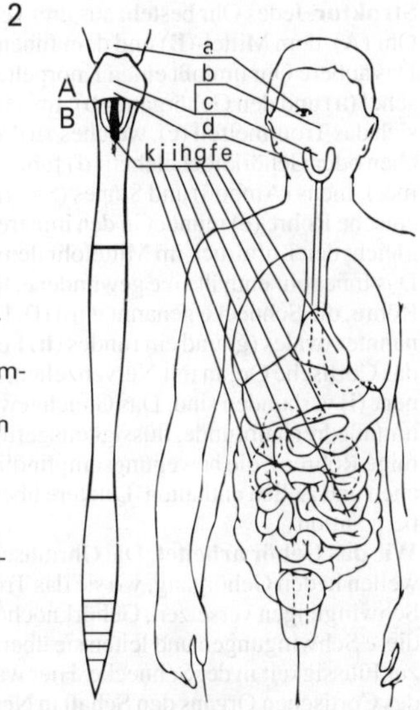

a Augenpupillen
b Nasenschleimhäute
c Gaumenschleimhäute
d Speicheldrüsen
e Herz
f Lungen
g Magen
h Darm
i Bauchspeicheldrüse
j Leber
k Nieren

Ohren

Die Ohren enthalten Strukturen, die es uns ermöglichen, zu hören und das Gleichgewicht zu halten. Das menschliche Ohr reagiert auf Töne in einer Lautstärke zwischen 10 und 140 Dezibel und mit Frequenzen von 20 bis 20.000 Hertz. Der Abstand zwischen beiden Ohren erleichtert dem Gehirn, die Richtung der Schallquelle zu bestimmen.

Struktur. Jedes Ohr besteht aus drei Teilen: dem äußeren Ohr (**A**), dem Mittel-(**B**) und dem Innenohr (**C**).

Das äußere Ohr umfaßt einen Knorpelteil, die Ohrmuschel (**a**) und den Gehörgang (**b**). Im Mittelohr befindet sich das Trommelfell (**c**), welches zu drei winzigen Knochen oder Gehörknöchelchen (**d**) führt: Malleus (Hammer), Incus (Amboß) und Stapes (Steigbügel). Die Eustachische Röhre (**e**) mündet in den hinteren Rachen und gleicht den Luftdruck im Mittelohr dem der Außenluft an. Das Innenohr enthält eine gewundene, flüssigkeitsgefüllte Röhre, die Schnecke genannt wird (**f**). Diese hat ein sogenanntes ovales (**g**) und ein rundes (**h**) Fenster und enthält das Cortische Organ mit Nervenzellen, die mit dem Hörnerv (**i**) verbunden sind. Das Gleichgewichtsorgan (**j**) umfaßt drei halbrunde, flüssigkeitsgefüllte Kanäle (U-förmige Röhren), die bewegungsempfindliche Sinneshärchen und Zellen enthalten. Letztere übermitteln die Körperposition.

Wie das Gehör arbeitet. Die Ohrmuschel leitet Schallwellen in den Gehörgang, wo sie das Trommelfell in Schwingungen versetzen. Gehörknöchelchen verstärken diese Schwingungen und leiten sie über das ovale Fenster zur Flüssigkeit in der Schnecke. Hier wandeln die Zellen des Cortischen Organs den Schall in Nervenimpulse um, die dann über den Hörnerv zum Gehirn geleitet werden.

Inzwischen verläßt der Schall die Schnecke wieder über das runde Fenster.

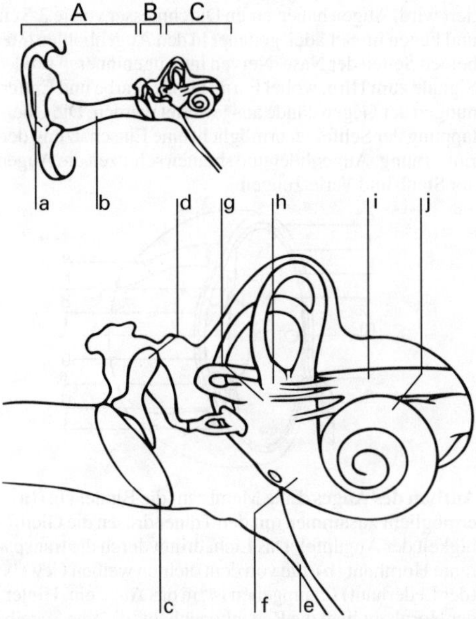

Augen

Unsere Augen nehmen die Umwelt mit Hilfe des Lichtes wahr, das von den Gegenständen abgestrahlt oder reflektiert wird. Augen haben einen Durchmesser von je 2,5 cm und liegen im Schädel, genauer in den Augenhöhlen auf beiden Seiten der Nase. Nerven im Augeninneren senden Signale zum Hirn, wobei Form, Größe, Farbe und Entfernungen der Gegenstände ausgewertet werden. Die Überlappung der Sehfelder ermöglicht eine Einschätzung der Entfernung. Augenlider und -brauen schützen die Augen vor Staub und Verletzungen.

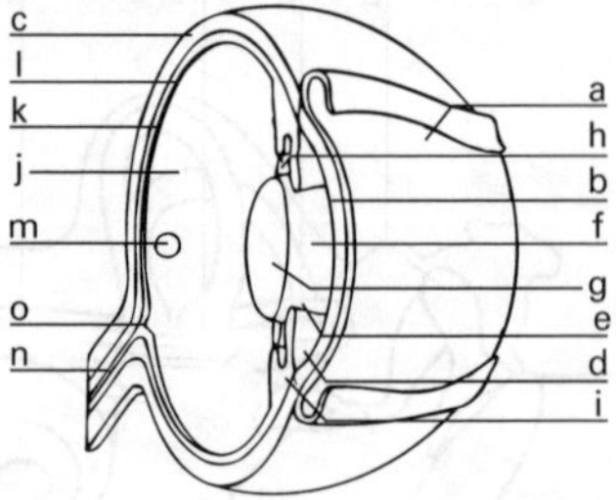

Aufbau des Auges. Eine Membran (die Bindehaut) (**a**), ermöglicht zusammen mit den Tränendrüsen die Gleitfähigkeit der Augäpfel. Das Licht dringt durch die transparente Hornhaut (**b**), die von dem dichten weißen Gewebe (der Lederhaut) (**c**) umgeben ist, in das Auge ein. Hinter der Hornhaut liegt die Regenbogenhaut (**d**), eine Scheibe, die dem Auge seine Farbe gibt. Das Licht tritt durch das runde, schwarze Loch in der Irismitte (die Pupille) (**e**) ein. Von hier durchdringt das Licht die wäßrige Flüssigkeit

(Kammerwasser) der vorderen Augenkammer (**f**) und die durchsichtige Linse (**g**), die an Linsenbändern (**h**) befestigt ist, bis es im Ciliarkörper (**i**) ankommt. Dessen Muskeln ändern die Linsenform, um sich auf Lichtstrahlen von nahen oder fernen Gegenständen einzustellen. Dann bewegt sich das Licht durch den gelatineartigen Glaskörper (**j**) zur lichtempfindlichen Netzhaut (**k**) und der dunklen Aderhaut (**l**), die überschüssiges Licht absorbiert.
In der Netzhaut dienen zapfenförmige Zellen dem Farbensehen und stäbchenförmige Zellen dem Hell-Dunkel-Sehen. Zäpfchen allein bilden den gelben Fleck (**m**), die Stelle der größten Sehschärfe. Das von der Netzhaut aufgenommene Licht löst Impulse aus, die über den Sehnerv (**n**) zum hinteren Hirn geleitet werden. Wo der Sehnerv in den Augapfel mündet, befindet sich der sogenannte blinde Fleck (**o**).

Bewegungen des Augapfels

Die verschiedenen Bewegungen des Augapfels werden von sechs Augenmuskeln ausgeführt.
1 Auf und ab. Oberer (**a**) und unterer (**b**) gerader Augenmuskel.
2 Nach links und rechts. Seitliche gerade Augenmuskeln (**c**, **d**).
3 Nach unten außen und nach oben außen. Oberer schräger (**e**) und unterer schräger (**f**) Augenmuskel.

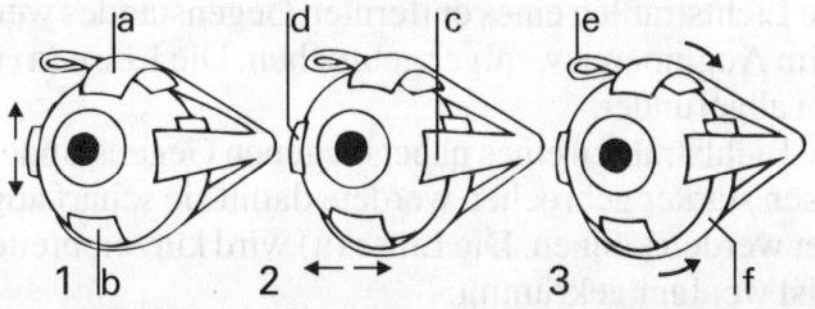

Entfernungseinstellung
Im Augeninneren werden die Lichtstrahlen eines Gegenstandes von Hornhaut, Linse, Kammerwasser und Glaskörper gebrochen, so daß die Strahlen auf die Netzhaut konzentriert werden. (Das projizierte Bild steht zwar auf dem Kopf, wird vom Gehirn aber normal ›gesehen‹.)

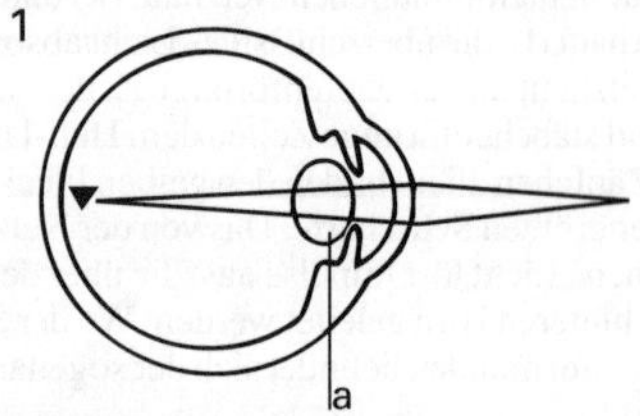

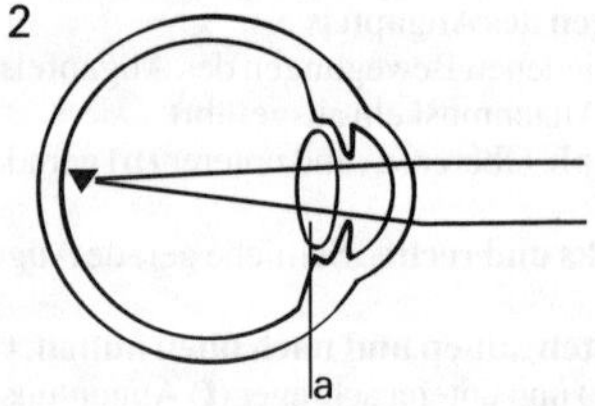

1 Die Lichtstrahlen eines entfernten Gegenstandes werden im Auginneren weniger gebrochen. Die Linse (**a**) ist leicht abgerundet.
2 Die Lichtstrahlen eines nahegelegenen Gegenstandes müssen stärker gebrochen werden, damit sie scharf abgebildet werden können. Die Linse (**a**) wird kürzer, breiter und ist weniger gekrümmt.

Der Geruchssinn

Der menschliche Geruchssinn ist weniger empfindlich als der eines Hundes, trotzdem können einige Menschen 10.000 verschiedene Düfte erkennen, die sich alle aus einer Kombination von nur sieben Gerüchen zusammensetzen. Wir riechen Stoffe, indem wir Moleküle bis zum Nasenhöhlendach (**a**) einatmen. Sie werden auf einem Fleck der Riechschleimhaut (**b**), die mit 100 Millionen Riechzellen und Sinneshärchen ausgestattet ist, aufgelöst. Diese reagieren mit den Duftmolekülen und regen so Nervenimpulse in den Riechzellen an. Riechnerven leiten diese Signale zum Bulbus olfactorii (**c**) dann über die Riechtrakte (**d**) zum Riechzentrum (**e**) im limbischen System, das im Gehirn sitzt.

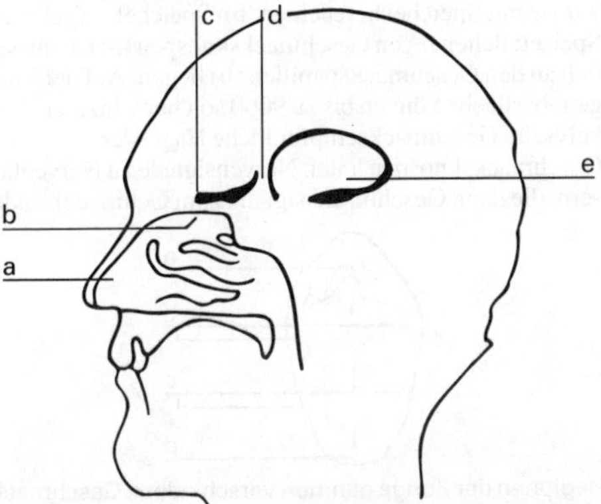

Geschmackssinn

Geschmack und Geruch sind eng miteinander verbunden. Geschmacksrichtungen im Essen sind zum Teil von der Riechschleimhaut der Nase wahrgenommene Gerüche.

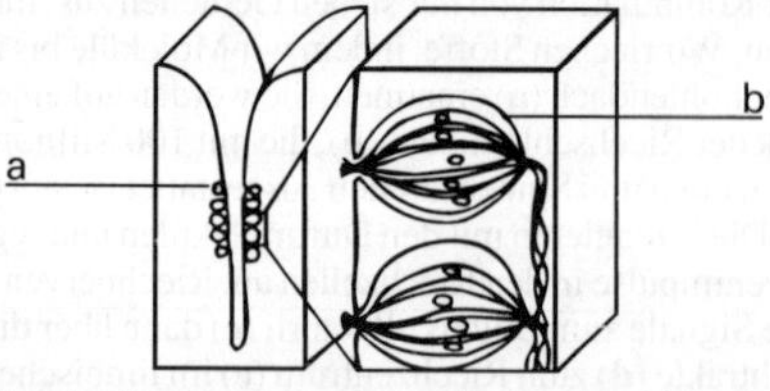

Trotzdem ist der Geschmack von der Zunge abhängig. Um eine trockene Speise schmecken zu können, müssen wir sie mit Speichel befeuchten. Im Speichel aufgelöste Speiseteilchen regen Geschmacksknospen (**a**) an, die seitlich an den Geschmackspapillen (**b**) liegen. Auf der Zungenoberfläche können bis zu 9000 solcher winziger ›Pikkel‹ sein. Geschmacksempfindliche Haare der Geschmacksknospen leiten Nervensignale zu Nervenfasern, die dann Geschmackssignale zum Gehirn entsenden.

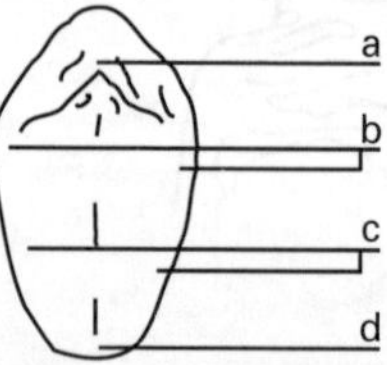

Regionen der Zunge nehmen verschiedene Geschmacksrichtungen wahr: **(a)** bitter, **(b)** sauer, **(c)** salzig, **(d)** süß.

Hautempfindlichkeit
Spezielle Nervenendigungen der Haut senden Signale aus, die vom Gehirn als Berührung, Schmerz, Druck, Wärme oder Kälte erkannt werden.

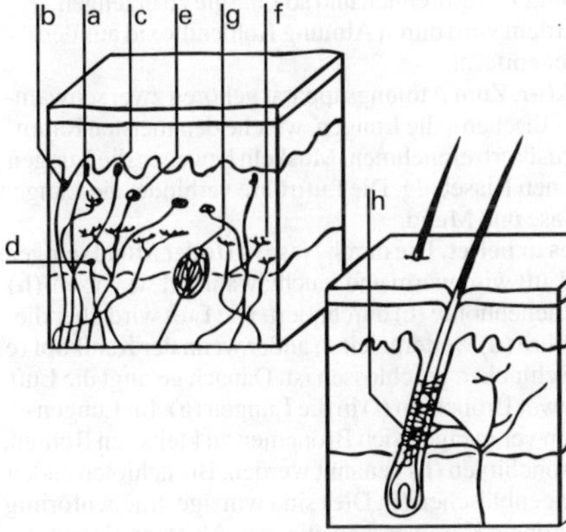

a Freie Nervenendigungen (Schmerz)
b Merkel-Scheibchen (Berührung)
c Meissnersche Tastkörperchen (Berührung)
d Schmerzrezeptoren (Schmerz)
e Krausesche Endknollen (Kälte)
f Ruffini-Körperchen (Wärme)
g Pacini-Körperchen (Druck, Dehnung und Vibration)
h Haare (Berührung)

Der Atmungsapparat

Der Atmungsapparat ermöglicht den Gasaustausch des Körpers. Er versorgt die Körperzellen mit Sauerstoff, um Nahrung zu verbrennen und so Energie zu erzeugen. Außerdem wird durch Atmung Kohlendioxid aus dem Körper entfernt.

Struktur. Zum Atmungsapparat gehören zwei schwammige ›Taschen‹, die Lungen, welche den meisten Raum im Brustkorb einnehmen. Muskeln bewegen die Lungen wie einen Blasebalg. Die Luftröhre verbindet die Lungen mit Nase und Mund.

Wie es arbeitet. Die durch Nase (**a**) (oder Mund) eingeatmete Luft wird warm und feucht, während sie Nasen-(**b**) und Rachenhöhle (**c**) durchquert. Die Luft wird über die Luftröhre (**d**) weitergeleitet, außer wenn der Kehlkopf (**e**) zum Schlucken geschlossen ist. Danach gelangt die Luft über zwei Bronchien (**f**) in die Lungen (**g**). Im Lungeninneren verzweigen sich Bronchien zu kleineren Röhren, die Bronchiolen (**h**) genannt werden. Bronchiolen enden in Lungenbläschen (**i**). Dies sind winzige, traubenförmig angeordnete Kämmerchen, die man Alveolen (**j**) nennt. Ausgebreitet würden die Alveolen zweier Lungenflügel die Fläche eines halben Tennisplatzes einnehmen. Die dünnen Wände der Alveolen sind von winzigen, blutführenden Röhren, dem Kapillarnetz, umgeben. Die Gase gehen von den Wänden der Alveolen in die Blutgefäße über.

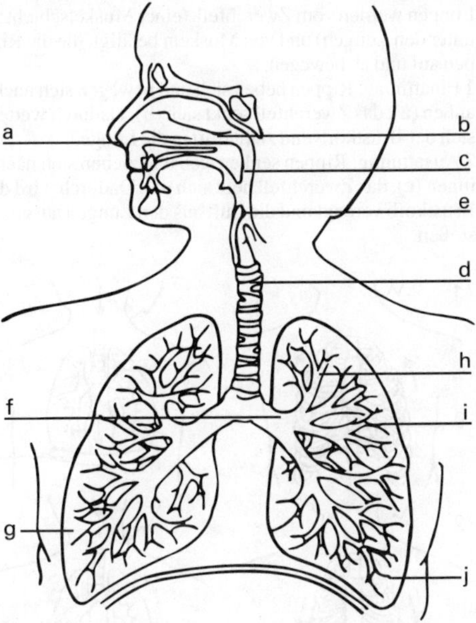
a
b
c
e
d
h
f
i
g
j

Atmung

Lungen werden vom Zwerchfell (einer Muskelschicht unter den Lungen) und von Muskeln betätigt, die die Rippen auf und ab bewegen.

1 Einatmung: Rippen heben sich und bewegen sich nach außen (**a**), das Zwerchfell senkt sich (**b**). Dadurch weitet sich der Brustkorb und zieht Luft in die Lungen.

2 Ausatmung: Rippen senken sich und ziehen sich nach innen (**c**), das Zwerchfell hebt sich (**d**). Dadurch wird der Brustkorb verengt und die Luft aus den Lungen ausgestoßen.

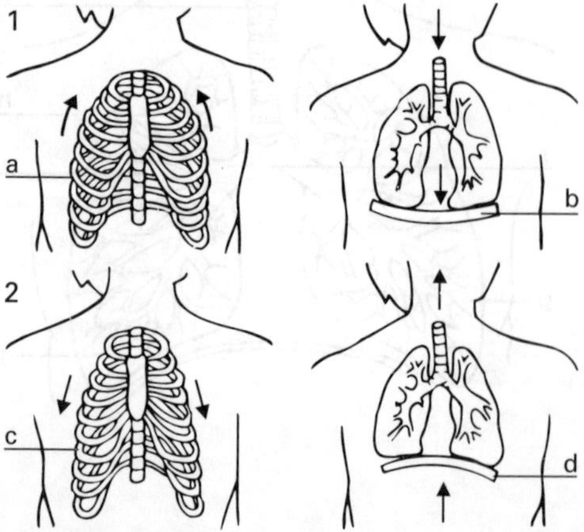

Stimme

Die Stimmbildung hängt von Spezialstrukturen in den Luftwegen des Körpers ab.

Stimmbildung. Ausgeatmete Luft gelangt über den Larynx oder Kehlkopf (**a**) nach außen. Der Kehlkopf ist ein verbreiterter Teil der oberen Luftröhre, der von hartem Knorpel, dem Adamsapfel (**b**), geschützt wird. Zwei Gewebebänder, die Stimmbänder (**c**), bilden im Kehlkopf eine V-förmige Öffnung. Beim Sprechen straffen sie sich, wobei die Öffnung verengt wird. Die ausgeatmete Luft versetzt die Stimmbänder in Schwingungen, so daß Töne entstehen. Je länger diese Bänder sind, um so höher ist die Stimmlage. Töne verändern sich durch die Lage der Zunge (**d**), der Lippen (**e**) und Zähne (**f**). Die Nasenhöhle (**g**) ist für die Resonanz verantwortlich.

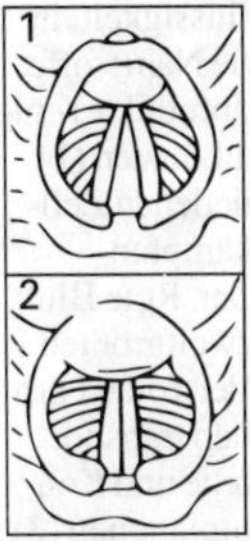

1 Geöffnete Stimmbänder

2 Geschlossene Stimmbänder

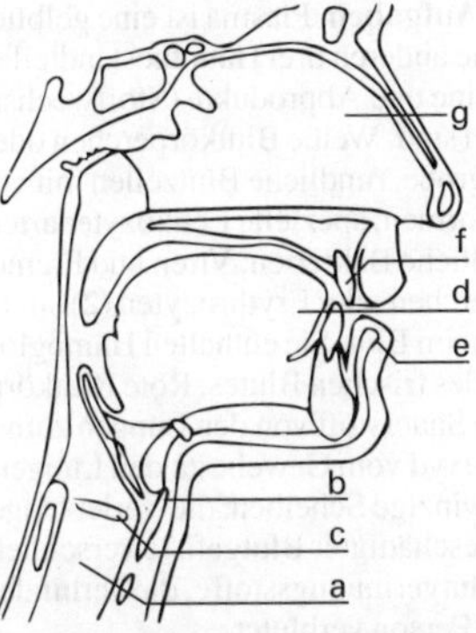

Der Blutkreislauf

Das Blut
Blut ist eine komplexe, rote Flüssigkeit. Sie sichert allen Geweben des Körpers die für das Wachstum und das Leben notwendige Nahrungs- und Sauerstoffzufuhr. Einige Stoffe im Blut bekämpfen Krankheiten.
Bestandteile des Blutes. Die vier Hauptbestandteile des Blutes sind: Plasma, rote und weiße Blutkörperchen und Blutplättchen.

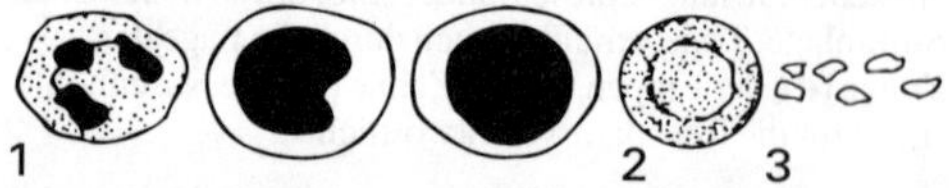

Ihre Aufgaben. Plasma ist eine gelbliche Flüssigkeit, in der die anderen drei Hauptbestandteile sowie Nährstoffe, Proteine und Abprodukte (Stoffwechselendprodukte) enthalten sind. Weiße Blutkörperchen oder Leukozyten (**1**) sind große, rundliche Blutzellen mit verschiedenen Zellkernformen; spezielle Leukozytenarten bekämpfen schädliche Bakterien, Viren und Fremdkörper. Rote Blutkörperchen oder Erythrozyten (**2**) sind die zweitgrößten Zellen im Blut. Sie enthalten Hämoglobin, den roten Farbstoff des frischen Blutes. Rote Blutkörperchen transportieren Sauerstoff von den Lungen zum Gewebe und Kohlendioxyd vom Gewebe zu den Lungen. Blutplättchen (**3**) sind winzige Scheiben, die Verletzungen und Schnittwunden beschädigter Blutgefäße verschließen. Sie produzieren Blutgerinnungsstoffe, die verhindern, daß eine verletzte Person verblutet.

Fakten und Zahlen über Blut

- Ein erwachsener Mann hat etwa 5 Liter Blut.
- Blut besteht zu etwa 55% aus Plasma.
- Plasma besteht zu etwa 90% aus Wasser.
- Ein gesunder Erwachsener hat etwa 20.000 Milliarden rote Blutkörperchen.
- Blut enthält über 500mal mehr rote Blutkörperchen und 25mal mehr Blutplättchen als weiße Blutkörperchen.
- Rote Blutkörperchen leben etwa 17 Wochen.
- Der Körper vernichtet jede Minute etwa 120 Millionen alte rote Blutkörperchen.

Blut im Körper

Im Ruhezustand ist das Blut im Körper folgendermaßen verteilt (bei Bewegungen ändern sich die Verhältnisse):

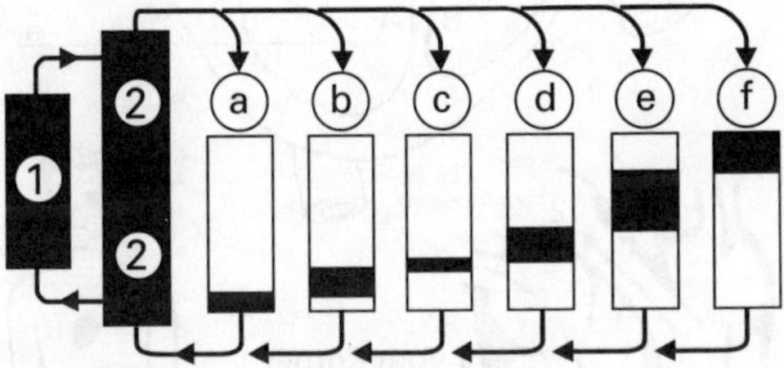

1 Lungen
2 Herz (rechte/linke Seite)
a Skelett, Haut, usw. 10%
b Gehirn 15%
c Herzkranzgefäße 5%
d Muskeln 15%
e Darm 35%
f Nieren 20%

Das Herz

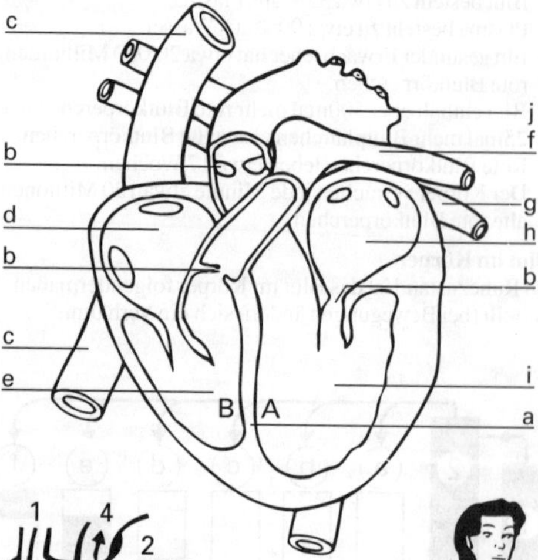

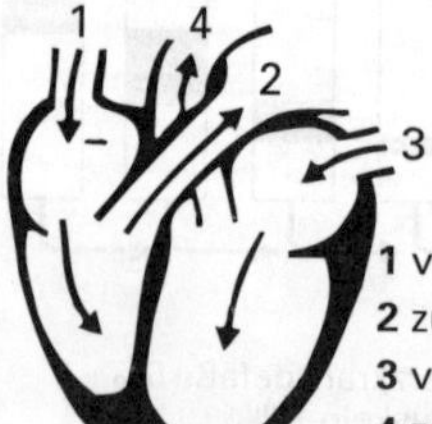

1 vom Körper
2 zu den Lungen
3 von den Lungen
4 zum Körper

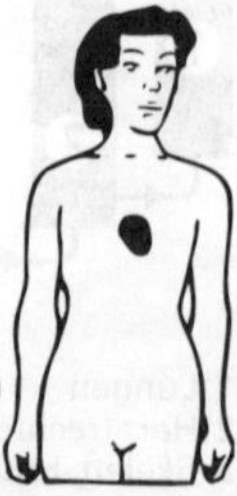

Das Herz ist eine muskulöse Pumpe und treibt das Blut durch den ganzen Körper. Die ununterbrochene Herztätigkeit versorgt Körperzellen mit Sauerstoff und Nährstoffen und entfernt Abprodukte.

Struktur. Das Herz ist ein faustförmiger Hohlmuskel, der oben breiter und unten zugespitzt ist. Es liegt ungefähr in der Mitte des Brustkorbes. Eine Wand (**a**), die Kammerscheidewand, trennt die rechte (**A**) von der linken Seite (**B**). Jede Seite hat eine Zuleitung, einen Abfluß, einen Vorhof und eine Herzkammer oder Ventrikel. Die Blutzirkulation wird von Taschenklappen (**b**) geregelt.

Wie es arbeitet. Das Herz arbeitet wie zwei Pumpen. Wenn sich das Herz entspannt, fließt das Blut in beide Vorhöfe. Wenn sich die Vorhöfe zusammenziehen, fließt das Blut durch die Klappen in die Ventrikel. Schließlich ziehen sich die Ventrikel zusammen, und das Blut wird wieder aus dem Herz gepumpt. Sauerstoffarmes Blut aus dem Körper fließt über die obere und untere Hohlvene (**c**) in den rechten Vorhof (**d**), danach in den rechten Ventrikel (**e**) und über die Lungenarterie (**f**) zu den Lungen. Von den Lungen fließt sauerstoffreiches Blut über die Lungenvene (**g**) und den linken Vorhof (**h**) in den linken Ventrikel (**i**), dann über die Hauptschlagader in den Körper.

Jede vollständige Kontraktion erzeugt einen Herzschlag, und die Nervenimpulse an das Herz bewirken, daß er regelmäßig ist. Bei Anstrengungen beschleunigt sich der Herzschlag, da das Herz schneller und stärker pumpt, um den zusätzlichen Blut- und Sauerstoffbedarf des Körpers zu decken.

Blutkreislauf
Hier wird schematisch der Blutkreislauf im Körper von und zum Herz dargestellt.

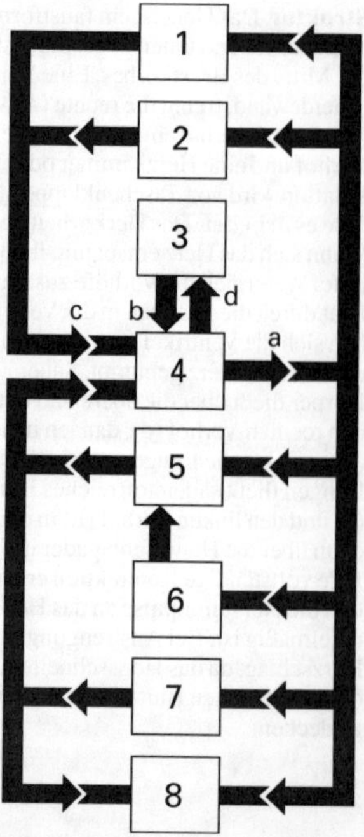

1 Kopf
2 Arme
3 Lungen
4 Herz
5 Leber
6 Darm
7 Nieren
8 Beine
a Aorta (Hauptschlagader)
b Lungenvene
c obere und untere Hohlvene
d Lungenarterie

Arterien und Venen

Hierbei handelt es sich um die größten Blutgefäße. Arterien (**1**) sind große Röhren, die Blut unter Druck aus dem Herz transportieren. Sie haben dicke, muskulöse Wände. Arterien verzweigen sich in unzählige winzige Röhren, die Arteriolen genannt werden. Venen (**2**) sind große Röhren, die Blut bei niedrigem Druck in das Herz befördern. Venen haben dünnere Wände als Arterien und werden von winzigen Blutgefäßen, den Venolen, versorgt. Die kleinsten Blutgefäße sind Kapillaren (**3**), die Arteriolen und Venolen miteinander verbinden.

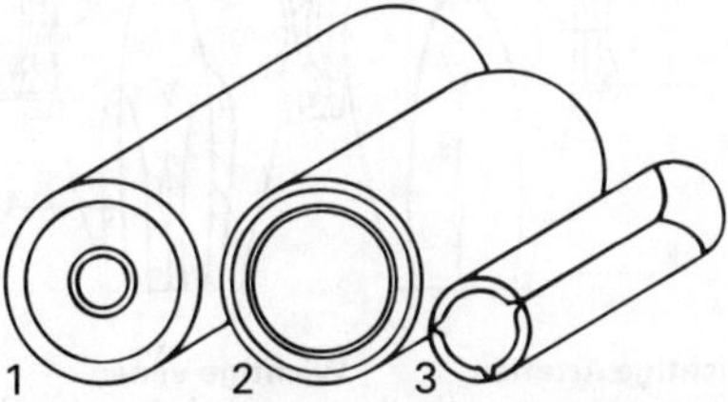

Das Herz arbeitet wie eine Pumpe, die das Blut über die Arterien in Arteriolen und Kapillaren stößt. Die Nährstoffe aus dem Blut treten durch die Wände der Kapillaren und versorgen die umliegenden Gewebe, während Abprodukte zurück ins Blut geführt werden. In das die Lungen umgebende Kapillarnetz dringt Sauerstoff ein. Aus den Kapillaren fließt das Blut über Venolen und Venen ins Herz zurück. Die Muskeln neben den Venen halten das Blut in Bewegung, und die Taschenklappen der großen Venen verhindern, daß Blut in Beine oder Füße zurückfließt.

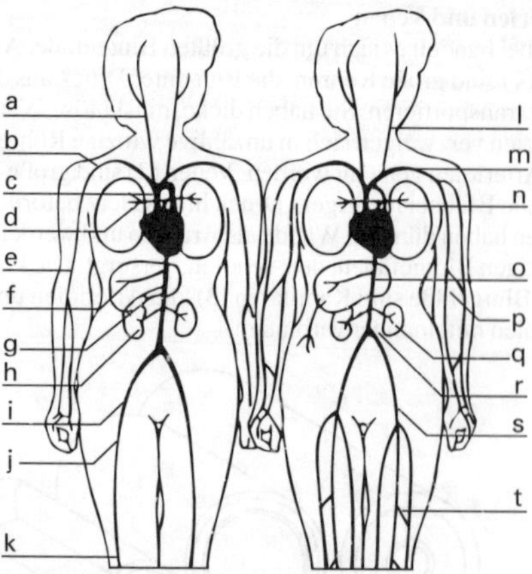

Wichtige Arterien
a Kopfarterie zum Kopf
b Schlüsselbeinarterie
c Hauptschlagader, die alles außer den Lungen versorgt
d Lungenarterie
e Armarterie
f Leberarterie
g Baucharterie
h Nierenarterie
i Beckenarterien
j Oberschenkelarterie
k Beinarterie

Wichtige Venen
l Drosselvene vom Kopf
m Schlüsselbeinvene
n Lungenvene
o Obere und untere Hohlvene von allem, außer Lungen
p Armvene
q Lebervene
r Nierenvene
s Beckenvene
t Oberschenkelvene

Fühlen des Pulses

Jeder Herzschlag verursacht eine Welle durch die Arterien. Dies kann man fühlen, wenn man die Finger am unteren Teil des Unterarmes hinter die Daumenwurzel drückt. Zählt man die Herzschläge 15 Sekunden lang und multipliziert diese Zahl mit vier, so erhält man den Puls pro Minute. Bei den meisten Erwachsenen ist der Puls um 70, bei Kindern ist er höher und bei älteren Menschen niedriger.

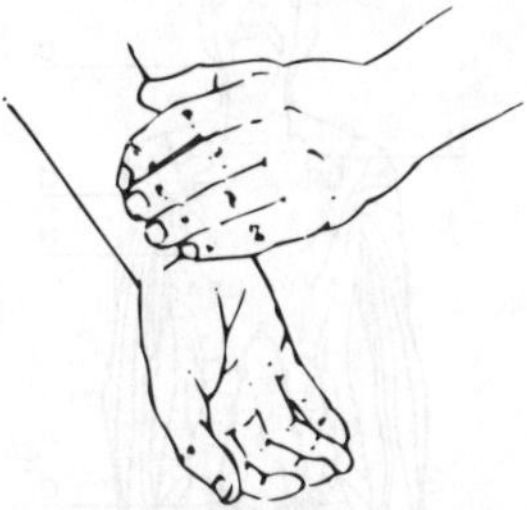

Der Blutdruck

Der Blutdruck ist der vom Blut ausgeübte Druck auf die Wände der Arterien. Er variiert mit der Geschwindigkeit und Kraft des Herzschlages sowie mit dem Zustand der Arterien. Der Blutdruck wird mit einen Blutdruckmeßgerät gemessen. Dieses Instrument zeigt den Druck an, der zum Aufhalten des Blutdurchflusses durch eine Armarterie benötigt wird. Der systolische Blutdruck (der Druck bei einer Herzkontraktion) und der diastolische Blutdruck (der Druck beim Entspannen des Herzens) werden in Millimetern auf einer Quecksilbersäule angegeben. Der normale Blutdruck eines Erwachsenen liegt bei 120/180.

Das Lymphatische System

Dieses System ist ein Sammelgefäßsystem des Körpers, das aus den Blutgefäßen ausgetretene Flüssigkeit auffängt und zur Blutversorgung zurückleitet. Dieser Vorgang verhindert das Anschwellen der Gewebe. Das Lymphatische System nimmt auch schädliche Bakterien und andere gefährliche Substanzen auf.

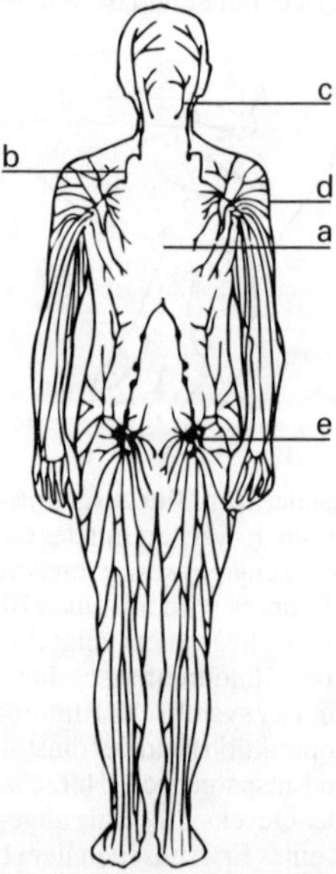

Wie es arbeitet. Der Blutdruck preßt Flüssigkeit aus kleinen Blutgefäßen in umliegendes Gewebe. Die meiste Flüssigkeit erreicht winzige Blutgefäße, doch einiges gelangt in die Lymphgefäße. Sie fließt dann Richtung Brustlymphgang oder rechter Lymphgang. Die Antriebskräfte sind die Muskeltätigkeit und pulsierende Blutgefäße. Zum großen Teil fließt die Lymphe aufwärts; Klappen der Lymphgefäße regulieren die Fließrichtung. Aus dem Brustlymphgang fließt die Lymphe in Nähe der linken Schulter zurück in das Blut. Aus dem rechten Lymphgang fließt sie neben der rechten Schulter zurück ins Blut.
Struktur. Das Lymphatische System gleicht einem Netz von Flüssen und Nebenflüssen. Statt Wasser fließt in ihnen Lymphe, eine salzige, gelbliche Flüssigkeit. Sie ähnelt dem Blutplasma, enthält jedoch weniger Proteine. Die vielen winzigen Gefäße vereinigen sich und bilden einige größere. Das größte von ihnen ist der Brustlymphgang (**a**), der vor dem Rückgrat entlangläuft. Ein anderes, der rechte Lymphgang (**b**), läuft durch den rechten Arm und die rechte Schulter. Unebene Anschwellungen, Lymphknoten genannt, kommen im Nacken (**c**), in den Achselhöhlen (**d**), über den Leisten (**e**) und an anderen Stellen vor. Sie enthalten weiße Blutkörper, die schädliche Substanzen wie Bakterien aufnehmen (siehe **Abwehrkräfte**).

Lymphkreislauf
a Herz
b Arterie
c Kapillaren
d Vene
e Lymphgang

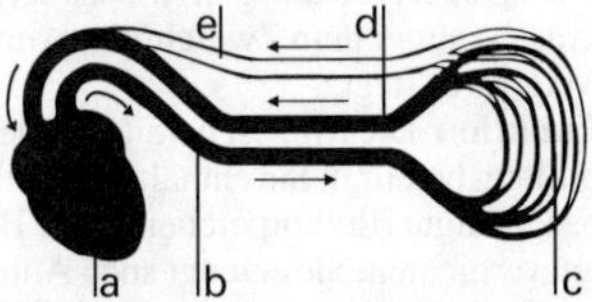

Milz

Dieses Organ spielt im Kreislauf und in der Infektionsbekämpfung eine wichtige Rolle.

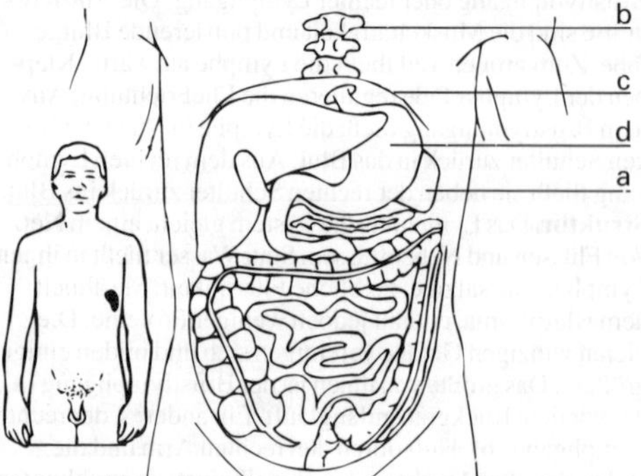

Struktur und Lage. Die Milz ist ein schwammiges, faustgroßes, rotes Organ (**a**), das seitlich vor dem Rückgrat (**b**), unter dem Zwerchfell (**c**) und links hinter dem Magen (**d**) liegt.

Funktion. Die Milz ist bereits vor der Geburt an der Blutbildung beteiligt. Sie enthält Freßzellen, die alte oder beschädigte Blutkörperchen sowie Bakterien und Parasiten vernichten. Sie erzeugt auch Antikörper. Das sind Proteine, die Viren und andere Krankheitserreger angreifen.

Der Verdauungsapparat

Die Organe des Verdauungsapparates zersetzen Nahrung in Moleküle, die der Körper absorbieren kann und die er für den Aufbau, zum Regenerieren und als Energiequelle benutzt.

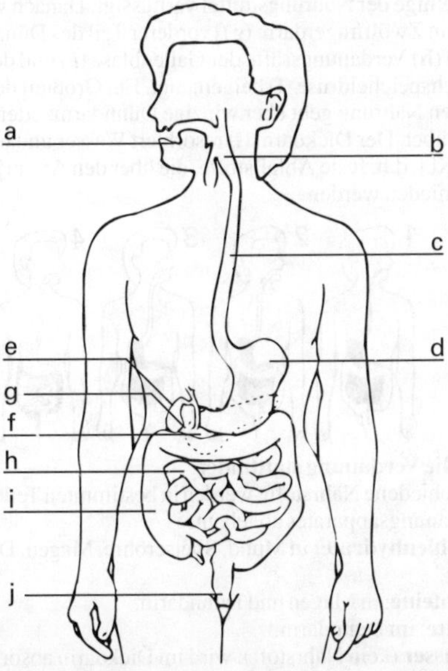

Strukturen und Vorgänge. Die Verdauung findet im Verdauungskanal, einer 9 m langen Röhre mit verschiedenen Abschnitten, statt. Wellenförmige Bewegungen ihrer Wände schieben die Nahrung vorwärts. Die Nahrung im Mund (**a**) wird geschluckt und dann über Rachen (**b**) und Speiseröhre (**c**) zum Magen (**d**) geleitet. Dieser vermengt und zerkleinert sie. Durch abgesonderte Magensäfte werden einige der Nahrungsmittel verflüssigt. Danach werden im Zwölffingerdarm (**g**) (vorderer Teil des Dünndarmes) (**h**) Verdauungssäfte der Gallenblase (**e**) und der Bauchspeicheldrüse (**f**) beigemengt. Ein Großteil der verdauten Nahrung geht über winzige Dünndarmzotten ins Blut über. Der Dickdarm (**i**) resorbiert Wasser und bildet den Kot, d.h. feste Abfallstoffe, die über den After (**j**) ausgeschieden werden.

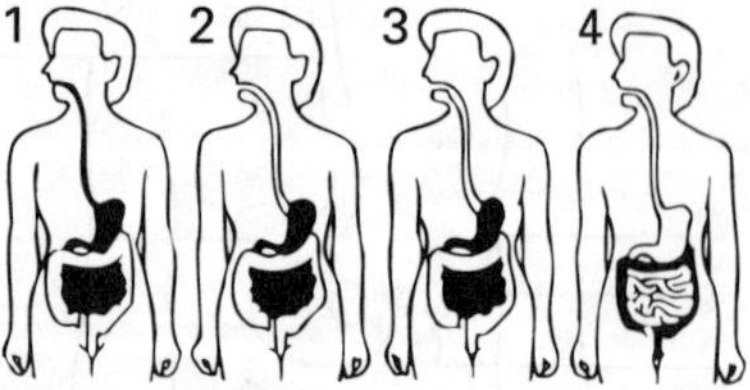

Wo die Verdauung stattfindet
Verschiedene Nährstoffe werden in bestimmten Teilen des Verdauungsapparates abgebaut.
1 Kohlenhydrate: in Mund, Speiseröhre, Magen, Dünndarm.
2 Proteine: in Magen und Dünndarm.
3 Fette: im Dünndarm.
4 Wasser (kein Nährstoff): wird im Dickdarm absorbiert.

Der Mund

Der Mund nimmt die Nahrung auf und beginnt den Verdauungsprozeß. Lippen (**a**) helfen uns beim Trinken und befördern die Nahrung in den Mund. Zähne (**b**) zerteilen die Nahrung in kleinere Stücke (siehe auch S. 98-100). Speicheldrüsen (**c**) erzeugen Speichel, der die Nahrung befeuchtet und aufweicht sowie mit der Stärkeverdauung beginnt. Der knöcherne, harte Gaumen (**d**) und der weiche Gaumen (**e**) verhindern, daß Nahrung über Nase und obere Kehle oder Rachen in die Luftwege gelangt und diese verstopft. Die Zunge (**f**) hilft, die Nahrung zu einem Ball oder Brocken zu formen, der dann hinten in den Rachen zum Schlucken geschoben wird.

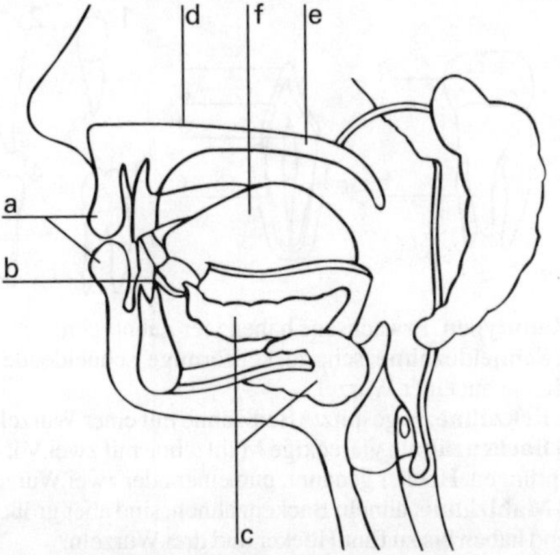

Zähne

Zähne sind harte, knochenartige Vorsprünge, die aus den Kiefern herauswachsen. Als erste Stufe der Verdauung zerbeißen und zerkauen sie die Nahrung in kleinere Stücke.

Struktur. Jeder Zahn hat eine sichtbare Krone (**a**), die aus einer oder mehreren Wurzeln (**b**) herauswächst. Diese sind im Zahnfleisch verborgen und im Kiefer eingebettet. Die Zahnkrone hat eine sehr harte, glatte äußere Schmelzschicht (**c**). Die Wurzel ist von knochenhartem Zement (**d**) bedeckt. Im Zahn befindet sich die weiche Pulpa (**f**), die Nerven, Blutgefäße und Bindegewebe enthält und von hartem, gelbem Dentin (**e**) umgeben ist.

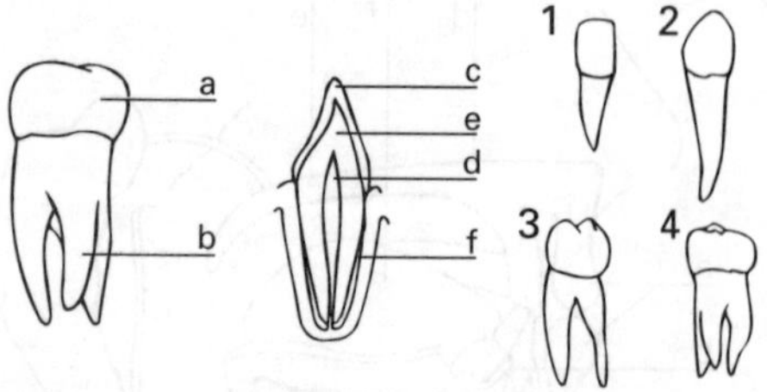

Zahntypen. Erwachsene haben vier Zahntypen:

1 Schneidezähne: scharfe, keilförmige, schneidende Zähne mit einer Wurzel.

2 Eckzähne: zugespitzte Beißzähne mit einer Wurzel.

3 Backenzähne: viereckige Mahlzähne mit zwei Vorsprüngen, Höcker genannt, und einer oder zwei Wurzeln.

4 Mahlzähne: ähneln Backenzähnen, sind aber größer und haben bis zu fünf Höcker und drei Wurzeln.

Milchzähne. Im Alter von ca. zwei Jahren haben die meisten Kinder 20 Zähne: 8 Schneide-, 4 Eck- und 8 Mahlzähne.

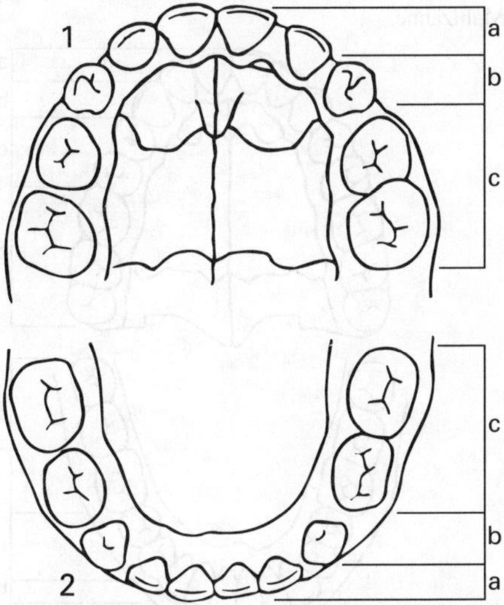

1 Obere Zähne
2 Untere Zähne
a Schneidezähne
b Eckzähne
c Mahlzähne

Bleibende Zähne. Diese beginnen die Milchzähne im Alter von ungefähr 6 Jahren zu ersetzen. Im Alter von ca. 20 Jahren haben die meisten Erwachsenen 32 bleibende Zähne: 8 Schneidezähne, 4 Eckzähne, 8 Backenzähne und 12 Mahlzähne.

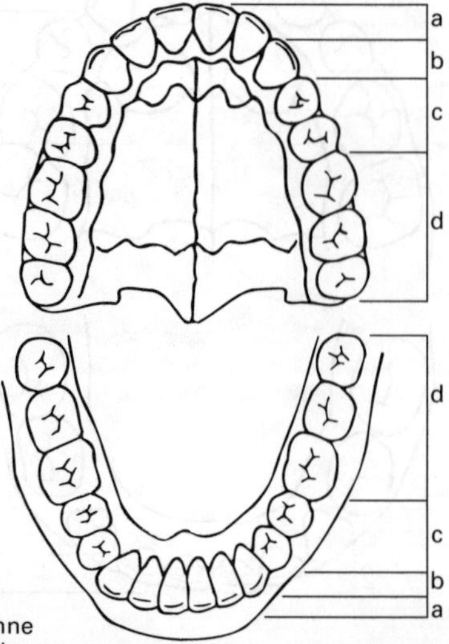

1 Obere Zähne
2 Untere Zähne
a Schneidezähne
b Eckzähne
c Backenzähne
d Mahlzähne

Der Magen
Dieses beutelartige Organ speichert Nahrung und hilft, sie zu verdauen. Bei Erwachsenen hat der Magen ein Fassungsvermögen von 1,1 Liter.

Struktur. Der Magen (**a**) ist ein J-förmiger Beutel, der im oberen, linken Abdomen zwischen Speiseröhre (**b**) und Zwölffingerdarm (**c**) liegt. Die Magenwand besteht aus drei Muskelschichten: Ring- (**d**), Längs- (**e**) und Schrägmuskulatur (**f**).

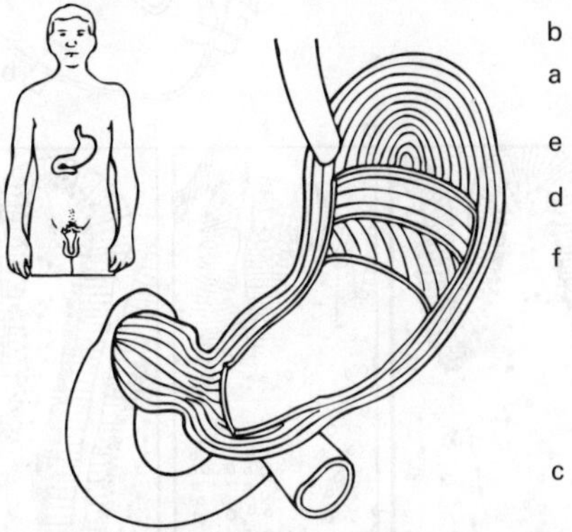

Wie der Magen arbeitet. Durch Muskelkontraktionen werden Nahrung und Magensäfte miteinander vermengt. Salzsäure tötet Keime ab, und Pepsin verdaut die Proteine. Schleim schützt die Magenwände vor der Säure. Die aufgelöste Nahrung (oder Speisebrei) geht langsam vom Magen in den Dünndarm über.

Innere Beschichtung des Magens. Verschiedene Teile des Mageninneren sind mit speziellen Zellen ausgestattet, die unterschiedliche Substanzen erzeugen:

a Mageneingang: klebriger Schleim
b Magengrund: Pepsin und Salzsäure
c Pförtner: Schleim

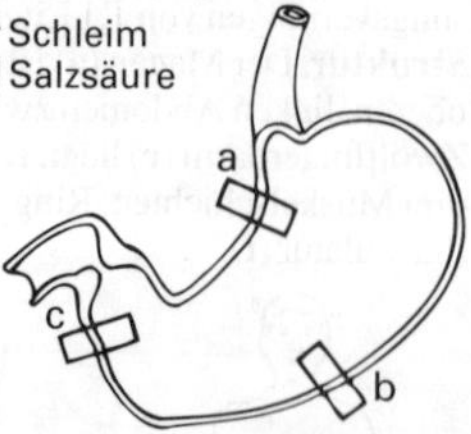

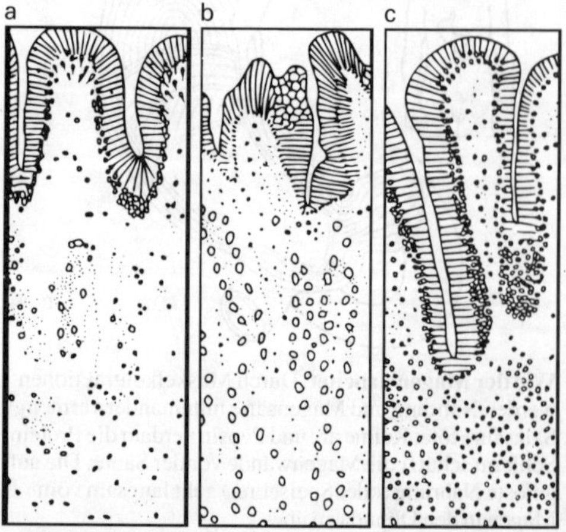

Der Darm
Diese Muskelröhre verdaut Nahrung, scheidet feste Abfallstoffe aus und resorbiert Wasser.

1

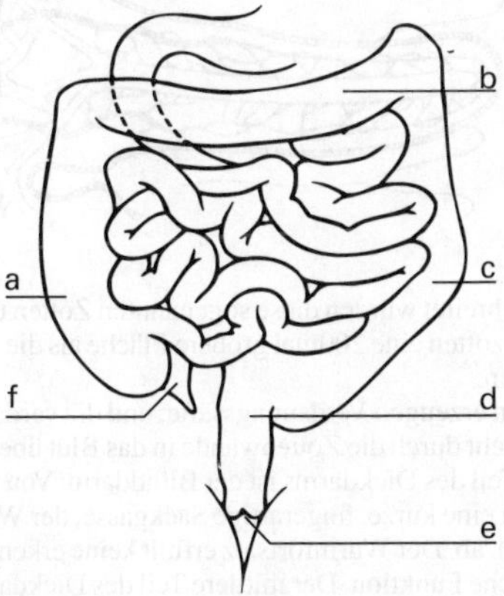

Struktur. Der Darm ist eine gewundene Röhre im Abdomen (Bauch). Er besteht aus zwei Teilen, dem Dünn- und dem Dickdarm (**1**).
Der Dünndarm ist eine enge, ungefähr 6,5 m lange Röhre, die zwischen dem Magen und dem Dickdarm liegt. Sie ist in den Zwölffingerdarm (oben), den Leerdarm (Mitte) und den Krummdarm (unten) eingeteilt. Seine Innenwand weist Milliarden von mikroskopisch kleinen, fingerähnlichen Vorstülpungen (**2**) auf.

2

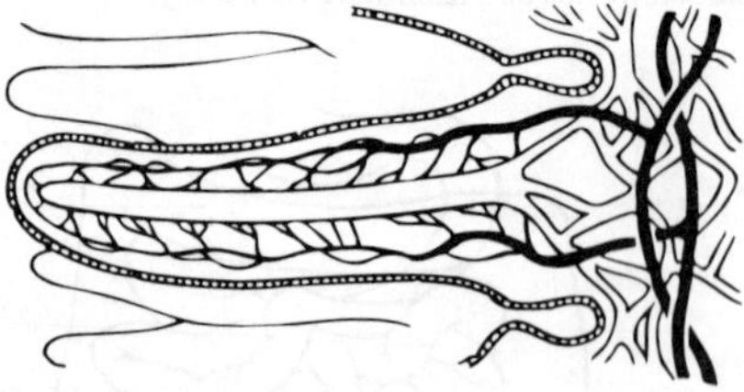

Ausgebreitet würden diese sogenannten Zotten und Mikrozotten eine 200mal größere Fläche als die Haut einnehmen.
Drüsen erzeugen Verdauungssäfte, und die verdaute Nahrung geht durch die Zottenwände in das Blut über. Der erste Teil des Dickdarms ist der Blinddarm. Von ihm zweigt eine kurze, fingerartige Sackgasse, der Wurmfortsatz (**f**), ab. Der Wurmfortsatz erfüllt keine erkennbare nützliche Funktion. Der mittlere Teil des Dickdarms, der Grimmdarm, ist eine breite 1,5 m lange Röhre. Sie wird in den aufsteigenden (**a**), querliegenden (**b**) und absteigenden (**c**) Dickdarm eingeteilt, der dann in Mastdarm (**d**) und After (**e**) übergeht. Bakterien des Dickdarms bauen die faserige Nahrung ab und helfen bei der Kotbildung. Das Wasser aus dem Darm tritt durch die Dickdarmwände.

Die Gallenblase
Dieser kleine Beutel enthält Galle, eine Substanz, die von der Leber erzeugt wird. Während der Verdauung hilft der Gallensaft, Fett abzubauen.

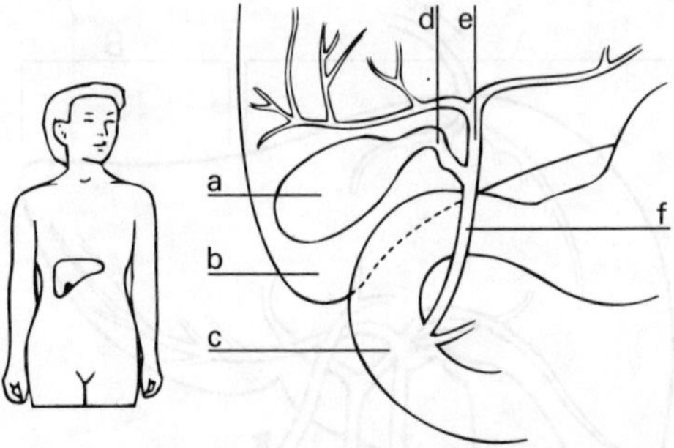

Struktur. Die Gallenblase (**a**) ist ein birnenförmiger Beutel unter dem rechten Leberlappen (**b**) und neben dem Zwölffingerdarm (**c**), dem oberen Ende des Dünndarms. Ein Kanal (**d**), Gallenblasenhals genannt, verbindet das enge Beutelende mit dem Gallen(Leber-)gang (**e**), einem Kanal aus der Leber. Beide führen zum Gallengang (**f**), einem Kanal, der in den Zwölffingerdarm mündet.
Wie die Galle arbeitet. Zwischen den Mahlzeiten verschließt sich die Öffnung zum Gallengang, und der von der Leber ausgeschiedene Gallensaft staut sich in der Gallenblase. Sie faßt ungefähr 43 ml Gallensaft. Bei Bedarf öffnet sich der Eingang zum Gallengang, und der Gallensaft fließt in den Zwölffingerdarm.

Die Leber

Die Leber ist die größte Drüse im Körper und arbeitet als eine Art Chemiewerk. Sie ist außerdem ein wichtiger Nährstoffspeicher.

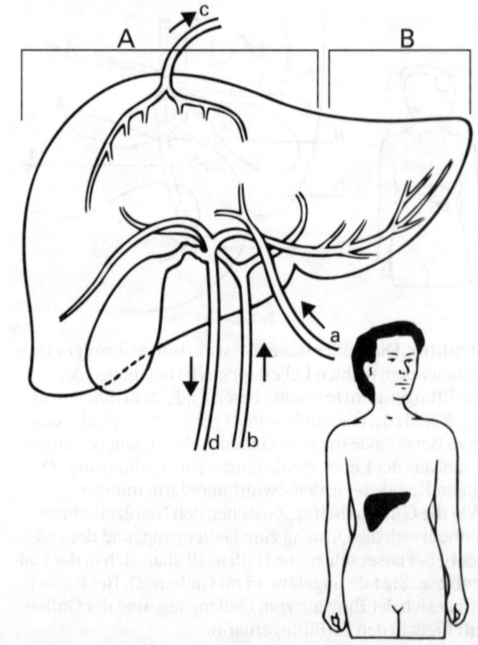

Struktur. Die Leber ist eine schwammig-rötliche Masse im rechten, oberen Teil der Bauchhöhle. Sie wiegt 1,4 kg und hat vier Lappen: den rechten (**A**), den linken (**B**) und hinter dem rechten noch zwei kleine Lappen. Diese beinhalten zusammen bis zu 100.000 Leberläppchen. Jedes dieser Läppchen enthält spezialisierte Leberzellgruppen. Zwischen diesen Leberzellgruppen befinden sich winzige Höhlen, Sinusoide genannt.

Wie die Leber arbeitet. In den Leberläppchen werden die Sinusoide mit dem Blut zweier Organe aufgefüllt: Die Leberarterie (**a**) sichert die Zufuhr von sauerstoffreichem Blut aus dem Herz und die Pfortader (**b**) die von nährstoffreichem Blut aus dem Dünndarm. Leberzellen entnehmen dem Blut Nährstoffe und Sauerstoff, reinigen es dabei von Gift und Abfallprodukten und bereichern das Blut mit Zucker, Mineralien und Vitaminen. Nach dieser Bearbeitung verläßt das Blut die Leber über die Lebervene (**c**).

Leberzellen erzeugen außerdem Gallensaft, eine Substanz, die Fette im Dünndarm abbaut. Der Gallensaft verläßt die Leber über den Gallengang (**d**) (siehe auch **Gallenblase**).

Die wichtigsten Aufgaben. Die Leber erzeugt bestimmte Blutproteine. Sie steuert die wichtigste Energiezufuhr des Körpers (Traubenzucker/Glukose), indem sie Traubenzuckerüberschuß als Glykogen speichert und es bei Bedarf wieder in Traubenzucker umwandelt. Daneben speichert sie bestimmte Vitamine, Eisen und Mineralsalze. Sie baut Abfallstoffe zu löslichen Produkten ab, die dann über die Nieren ausgeschieden werden können.

Ausscheidung

Die Nieren

Die Nieren sind ein Organpaar, das Verunreinigungen aus dem Blut filtert. Dadurch beugen sie gefährlichen Giftstoffansammlungen im Körper vor.

Struktur. Nieren sind bohnenförmige Organe. Sie liegen hinter dem Magen, rechts und links des Rückgrats. Die Größe beider Nieren entspricht in etwa der des Herzens. Jede Niere besteht aus drei Schichten. Von außen nach innen gesehen sind dies: die Rindenschicht (**a**), die Markschicht (**b**) und das Nierenbecken (**c**). Die Rinden- und Markschicht enthalten winzige Blutfilterungseinheiten, Nephronen (**d**) genannt. (Eine einzige Niere hat über eine Million Nephronen.) Urin, das Abfallprodukt dieser Filterung, sammelt sich im Nierenbecken.

Wie sie arbeiten. Das zu bearbeitende Blut dringt über die Nierenarterie (**e**) in die Markschicht ein. Innerhalb der

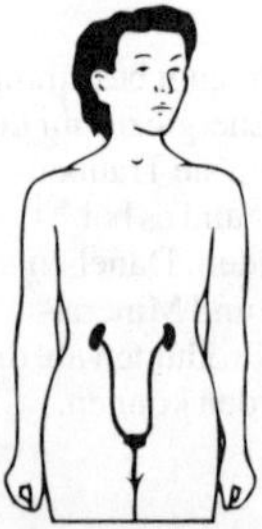

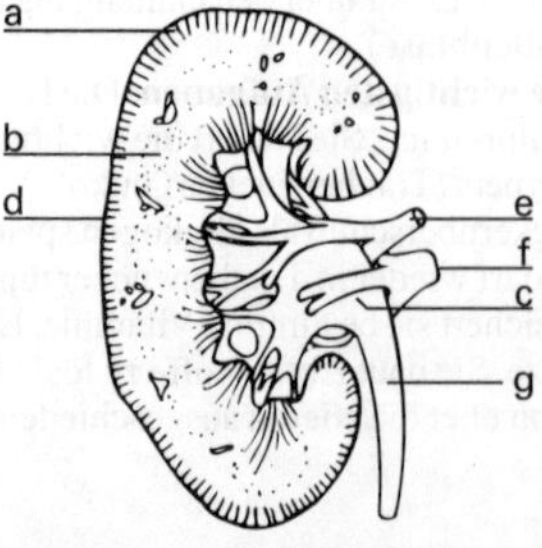

Mark- und Rindenschicht zweigt sich die Arterie in winzige gewundene Gefäße auf. Diese Gefäßwindungen heißen Glomeruli (**h**). Die Bowmansche Kapsel (**i**) ist ein Sack von der Größe eines Stecknadelkopfes und umgibt die Glomeruli fast vollständig. Durch Druck werden Wasser und gelöste Stoffe vom Blut aus den Glomeruli in die Bowmansche Kapsel gestoßen. Die gefilterte Flüssigkeit fließt durch ein Harnkanälchen (**j**), das von Kapillaren (**k**) umgeben ist. Diese winzigen Blutgefäße nehmen das meiste Wasser und nützliche Stoffe, wie z.B. Aminosäuren, wieder auf. Das gereinigte Blut verläßt die Niere über die Nierenvene (**f**).

Die Abfallstoffe, die im gewundenen Kanal zurückgeblieben sind, fließen inzwischen über eine Sammelröhre zum Nierenbecken. Diese Abfallstoffe bilden den Urin, eine gelbe Flüssigkeit, die größtenteils aus Wasser, Harnsäure, Harnstoff und anorganischen Salzen besteht. Aus dem Nierenbecken verläßt der Urin die Nieren über die Harnleiter (**g**). (Siehe auch **Harnblase**)

Ein Paar Nieren können an einem Tag 190 Liter Blut verarbeiten. Die Urinbildung sinkt während des Schlafes oder bei starkem Schwitzen und steigt nach erhöhter Flüssigkeitsaufnahme.

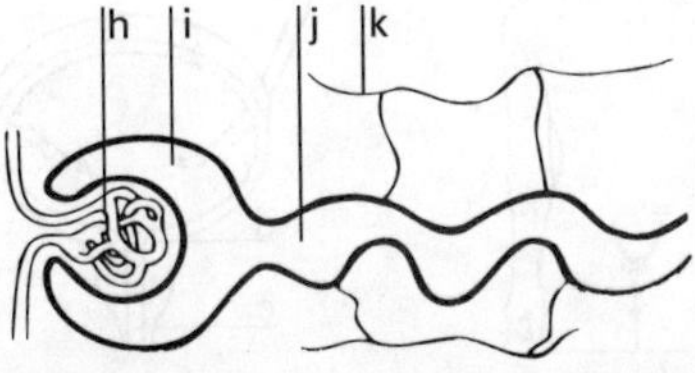

Die Blase
Bevor der Harn den Körper verläßt, sammelt er sich in der Harnblase.
Struktur. Die Harnblase ist ein Hohlmuskel. Sie liegt hinter einem Beckenknochen, dem Schambein. Zwei bleistiftdicke Kanäle, Harnleiter (**a**) genannt, verbinden Harnblase (**b**) und Nieren miteinander. Ein breiterer Kanal, die Harnröhre (**d**), sitzt am unteren Teil der Harnblase. Normalerweise wird diese Öffnung von einem Muskelring, Schließmuskel (**c**) genannt, verschlossen.
Eine leere Harnblase ist flach; eine volle Blase kann bis zu 0,5 Liter Harn halten.
Wie die Blase arbeitet. Urin wird über die Harnleiter zur Harnblase geleitet. Wenn sich die Harnblase füllt, sind ihre Wände entspannt. Enthält sie ca. eine Tasse Urin, beginnen die Nerven, den Harndrang an das Hirn zu signalisieren. Die Harnentleerung erfolgt durch Entspannung des Schließmuskels und eine Kontraktion der Blasenwände, wobei Urin durch die Harnröhre gedrückt wird.

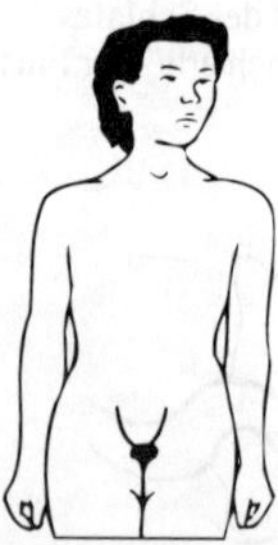

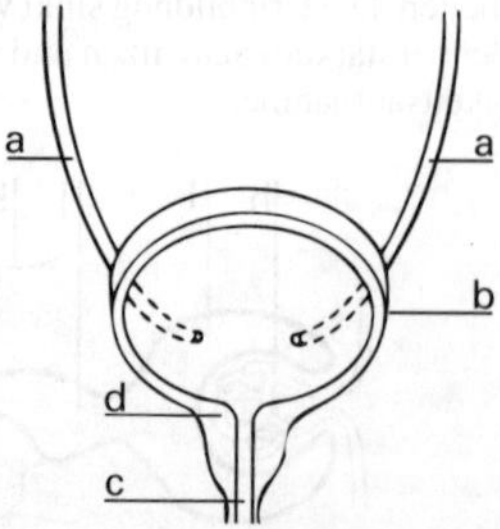

Der Hormonhaushalt

Exokrine Drüsen
Exokrine Drüsen erzeugen Stoffe, die über Kanäle an andere Organe oder durch die Hautoberfläche abgegeben werden. Einige arbeiten jedoch auch anders. Im Folgenden einige wichtige exokrine Drüsen und ihre Produkte:

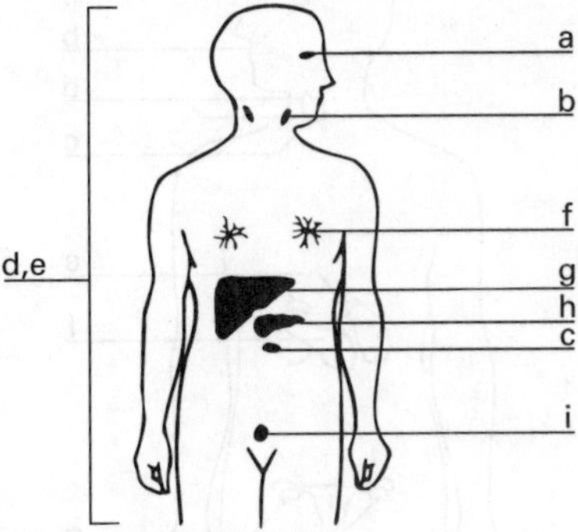

a Tränendrüsen (Tränen)
b Speicheldrüsen (Speichel)
c Schleimdrüsen (Schleim)
d Schweißdrüsen der Haut (Schweiß)
e Talgdrüsen der Haut (Talg)
f Brustdrüsen bei Frauen (Milch)
g Leber (Galle)
h Bauchspeicheldrüse (Verdauungssäfte)
i Vorsteherdrüse bei Männern (Samenflüssigkeit)

Endokrine Drüsen

Endokrine Drüsen erzeugen Hormone (›chemische Boten‹), die über das Blut bestimmte Zieldrüsen- und organe erreichen. Sie steuern Wachstum, Fortpflanzung und täglich ablaufende Prozesse. Auf den nächsten Seiten werden einige wichtige endokrine Drüsen beschrieben.

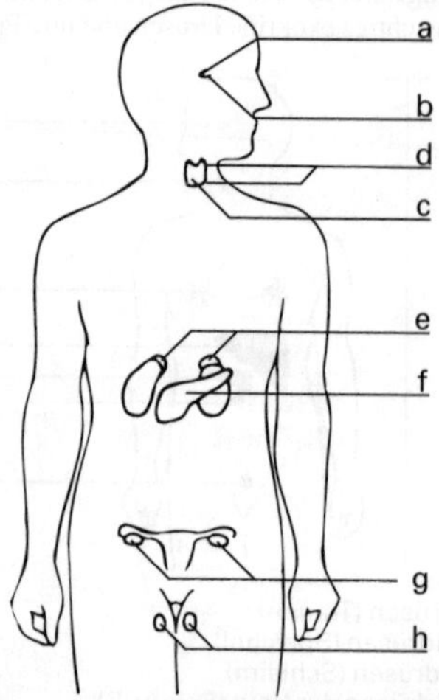

a Hypothalamus
b Hirnanhangdrüse
c Schilddrüse
d Nebenschilddrüsen
e Nebennierenmark
f Bauchspeicheldrüse (enthält einige endokrine Zellen)
g Eierstöcke bei den Frauen
h Hoden bei den Männern

Hypothalamus und Hirnanhangdrüse
Der Hypothalamus im Gehirn steuert einige Körperfunktionen durch Nervenmechanismen, die meisten jedoch über die Hirnanhangdrüse, dem ›Leiter der endokrinen Drüsen‹.

Struktur. Der daumenspitzengroße Hypothalamus (**b**) und die erbsengroße Hirnanhangdrüse (**c**), gebildet aus Hinter- und Vorderlappen, werden durch Nervengewebe (**a**) miteinander verbunden.

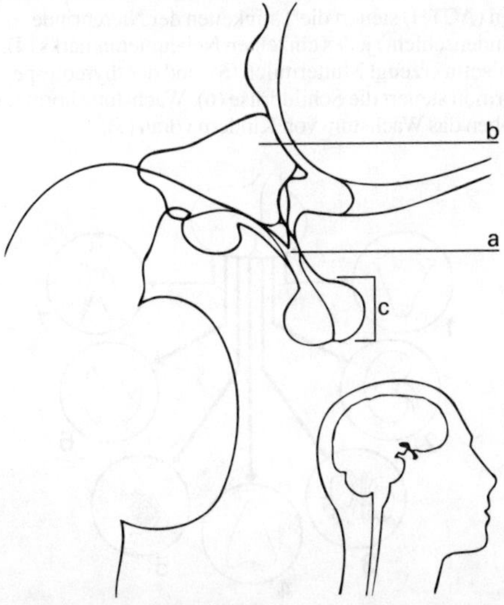

Wie sie arbeiten. Der Hypothalamus erzeugt Hormone wie Vasopressin (ADH) und Oxytocin, die im Hypophysenhinterlappen gespeichert und von hier freigesetzt werden. Während der Geburt bewirkt z.B. Oxytocin die Gebärmutterkontraktion (**1**) und Vasopressin (ADH) steuert die Flüssigkeitsabgabe der Nieren (**2**).
Durch die Hormonabsonderung des Hypothalamus erzeugt der Hypophysenvorderlappen andere Hormone: Die gonadotropen Hormone steuern die Entwicklung von Eierstöcken und Hoden (**3**), das adrenocorticotrope Hormon (ACTH) steuert die Tätigkeiten der Nierenrinde (Rindenschicht) jedes einzelnen Nebennierenmarks (**4**), Prolactin erzeugt Muttermilch (**5**), und das thyreotrope Hormon steuert die Schilddrüse (**6**). Wachstumshormone treiben das Wachstum von Kindern voran (**7**).

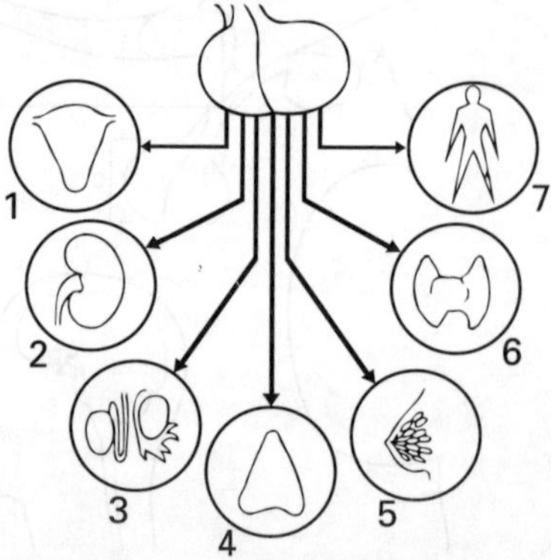

Die Schilddrüse
Diese Drüse wiegt etwa 28 g. Sie liegt im Hals und umschließt den vorderen Teil der Luftröhre mit je einem breiten Lappen an jeder Seite. Das thyreotrope Hormon (TSH) der Hypophyse regt die Schilddrüse zur Bildung von Thyroxin- und Trijodthyronin an, die das Wachstum und die geistige Entwicklung steuern; sowie von Calcitonin, das für den Knochenaufbau wichtig ist.

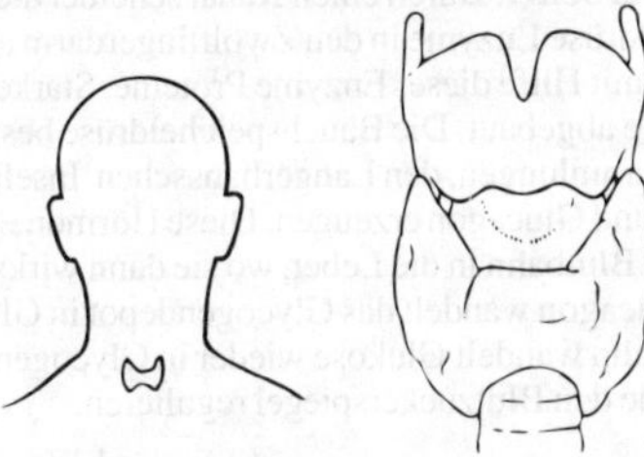

Nebenschilddrüsen (Epithelkörperchen)
Jede dieser vier winzigen Drüsen hat einen Durchmesser von 6 mm. Sie liegen in (manchmal auch neben) den Schilddrüsenlappen und erzeugen Parathormon. Dieses Hormon regelt den Blutkalziumspiegel, indem es den Knochen Kalzium entzieht.

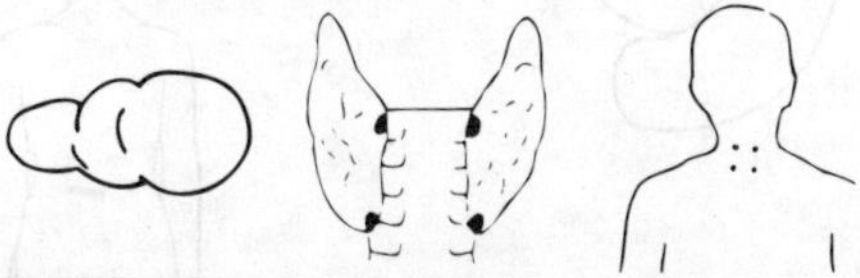

Bauchspeicheldrüse

Die Bauchspeicheldrüse erzeugt Substanzen, die den Stoffabbau während der Verdauung fördern und den Blutzuckerspiegel regulieren.

Struktur. Die Bauchspeicheldrüse ist ein weiches, blattförmiges Organ, das etwa 18 cm lang und 2,5 cm breit ist und unter dem Magen liegt. Sie ist durch einen Kanal mit dem Zwölffingerdarm verbunden.

Wie sie arbeitet. Durch einen Kanal scheidet die Bauchspeicheldrüse Enzyme in den Zwölffingerdarm aus. Dort werden mit Hilfe dieser Enzyme Proteine, Stärke, Zucker und Fette abgebaut. Die Bauchspeicheldrüse besteht aus Zellansammlungen, den Langerhansschen Inseln , die Insulin und Glucagon erzeugen. Diese Hormone gelangen über die Blutbahn in die Leber, wo sie dann wirksam werden. Glucagon wandelt das Glycogendepot in Glukose um. Insulin wandelt Glukose wieder in Glycogen um, so daß beide den Blutzuckerspiegel regulieren.

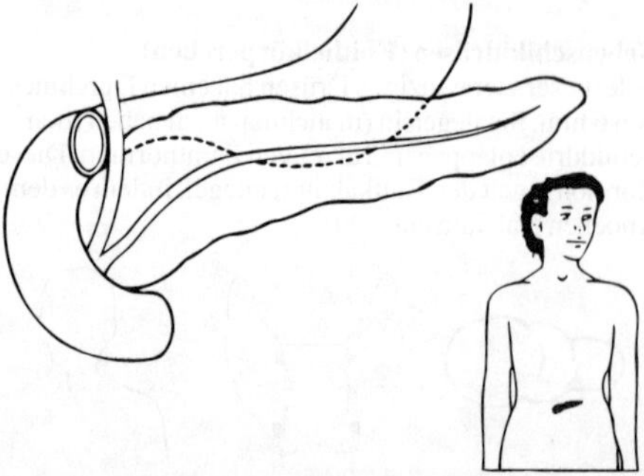

Nebennierenmark

Diese zwei dreieckigen, etwa 5 cm breiten Drüsen liegen über den Nieren. Das Nebennierenmark hat eine Rindenschicht (**a**) und eine Markschicht (**b**). Die Rindenschicht bildet corticosteroide Hormone, Glucocorticoide (z.B. Cortisol), die im Zuckerstoffwechsel und bei Streß eine Rolle spielen, Mineralocorticoide (z.B. Alderosterone), die Salz im Körper halten, und Geschlechtshormone (vorwiegend die männlichen Hormone, Androgene). Die Markschicht (vom Nervensystem gesteuert) erzeugt Adrenalin, das die Blutzufuhr bei Streß erhöht.

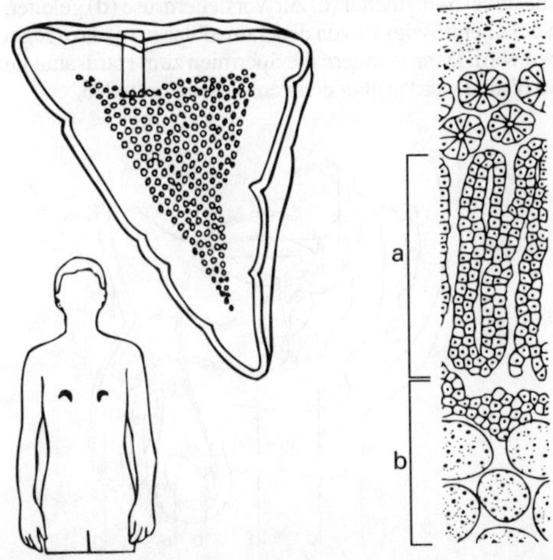

Die Fortpflanzungsorgane

Männliche Geschlechtsorgane

Die männlichen Geschlechtsorgane erzeugen winzige, kaulquappenähnliche Samenzellen, die man Spermien nennt. Eine von einem Spermium befruchtete Eizelle bildet einen Embryo, aus dem sich ein Säugling entwickelt.

Strukturen und Funktionen. Spermien bilden sich in den zwei Hoden (**a**). Das sind endokrine Drüsen, die in einem Beutel, dem Hodensack, aufgehängt sind. Samenzellen entwickeln sich in den Nebenhoden (**b**) und werden dann über zwei Samenleiter (**c**) zur Vorsteherdrüse (**d**) geleitet, wo Samenflüssigkeit von den Samenblasen (**e**) dazugegeben wird. Dann wandern die Spermien zum Harnsamenleiter (**f**) und werden über den Penis (**g**) ausgestoßen.

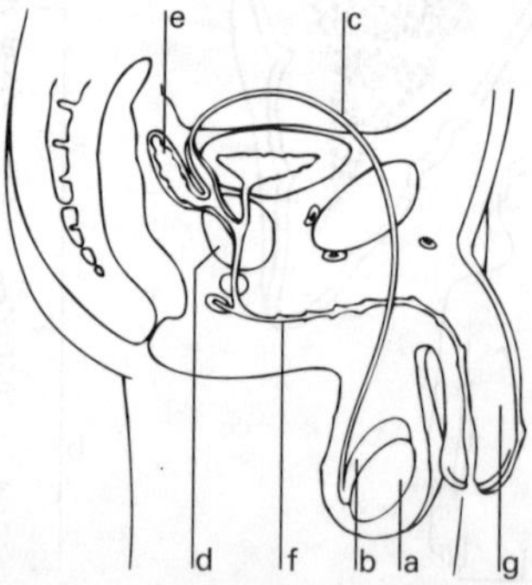

Weibliche Geschlechtsorgane
Der weibliche Fortpflanzungsapparat erzeugt Eizellen und versorgt den daraus entstehenden Embryo mit Nährstoffen.

Hauptstrukturen. Die Scheide (**a**) ist ein muskulöser Kanal, der sich zwischen Mastdarm und Harnröhre befindet. Eine enge Röhre, der Gebärmutterhals (**b**), führt zur Gebärmutter (**c**), einem Hohlmuskel von der Größe einer Birne. Eileiter (**d**) verbinden die Gebärmutter mit den Eierstöcken (**e**), in denen sich Eizellen bilden.
Die Brüste (**f**) sind milcherzeugende Drüsen.

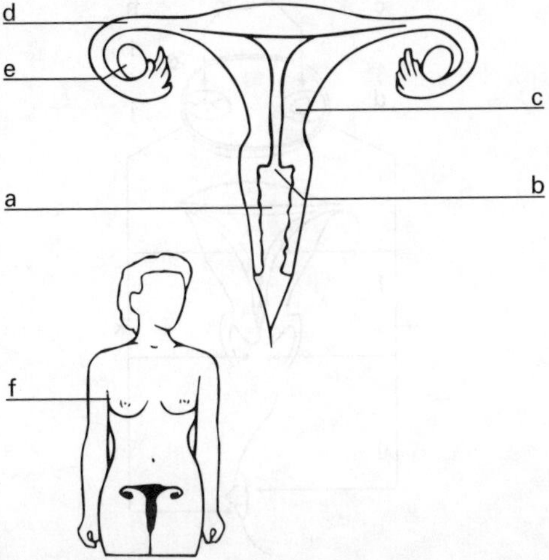

Menstruationszyklus

Die Menstruation ist die monatliche ›Periode‹ einer Frau, während der über die Scheide Blut und Schleim ausgeschieden werden. Dies geschieht innerhalb eines ca. 28 Tage dauernden Zyklus, in dem eine Eizelle reift.

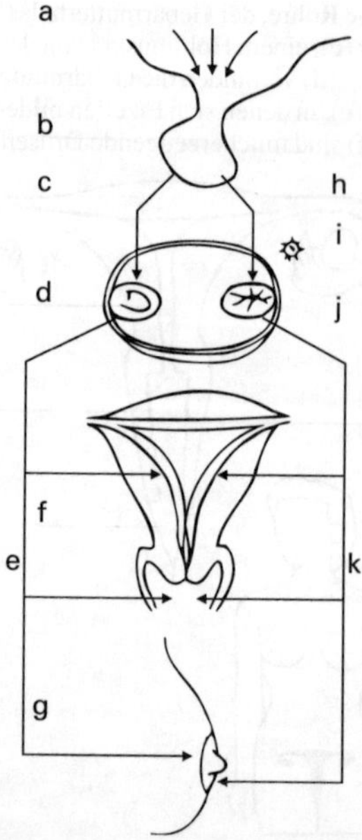

Dieser Vorgang wird von Hormonen nach dem Prinzip der Rückkopplung gesteuert und vom Hypothalamus (**a**) und der Hirnanhangdrüse (**b**) ausgelöst.
Ab dem 1. Tag: Das follikelstimulierende Hormon oder FSH (**c**) regt die Bildung einer Eizelle in einem Follikel (**d**) an.
Ab dem 4. Tag: Der Follikel erzeugt Östrogen (**e**), dadurch vergrößern sich die Gebärmutter (**f**) und die Brüste (**g**); luteinisierendes Hormon oder LH (**h**) wird freigesetzt, und die Produktion von FSH gehemmt.
Ab dem 12. Tag: LH bewirkt den Eisprung, dabei wird das Ei oder Ovum (**i**) freigesetzt und der Follikel zum Gelbkörper (**j**) umgewandelt, der Östrogen und Progesteron (**k**) bildet.
Ab dem 14. Tag: Progesteron bereitet die Gebärmutterwand für den Empfang einer befruchteten Eizelle vor. Wenn keine Befruchtung stattfindet, schrumpft der Gelbkörper zusammen, und die Produktion von LH, Östrogen und Progesteron werden eingestellt. Die Gebärmutterschleimhaut löst sich ab und wird in kleinen Stücken, zusammen mit Blut, während der monatlichen Regelblutung ausgeschieden.

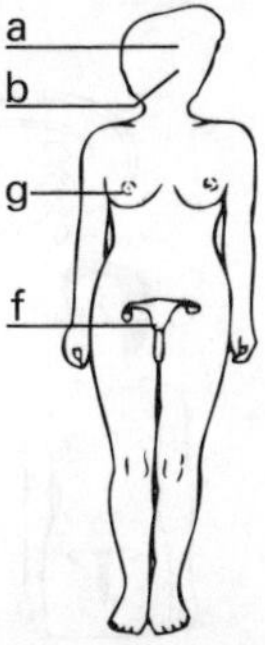

Befruchtung

Ein neues Leben beginnt, wenn eine Eizelle von einem Spermium befruchtet wird. Während des Geschlechtsverkehrs gelangen durch das männliche Glied Millionen von Spermien in die Scheide der Frau (**a**).
Von ihrem Schwanz angetrieben, schlängeln sich die mikroskopisch kleinen Spermien durch den Gebärmutterhals (**b**) in die Gebärmutter (**c**).
Weniger als 3000 Spermien überleben diese Strecke, um dann ihren Weg weiter zu den zwei Eileitern (**d**) fortzusetzen. Wenn bei der Frau kurze Zeit vorher davor eine Ovulation (das Abstoßen einer Eizelle aus dem Eierstock) stattgefunden hat, finden einige der Spermien die Eizelle (**e**) schon in einem der Eileiter vor. Fand noch keine Ovulation statt, so können Spermien ungefähr drei Tage überleben, bis eine Eizelle eintrifft.

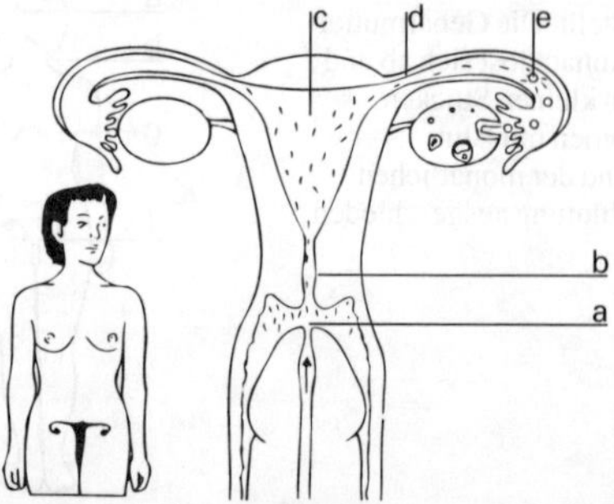

Befruchtung

Ein kaulquappenartiges Spermium (**b**) befruchtet die viel größere Eizelle (**a**). Der Spermienschwanz fällt ab, doch der Kopf, oder Kern, verschmilzt mit dem Kern der Eizelle. Die Eizelle bildet anschließend eine verstärkte Wand, um andere Spermien fernzuhalten.

Mit dem Beginn der Pubertät bis ins Alter erzeugen männliche Hoden 10 bis 30 Milliarden Spermien. Frauen werden mit ungefähr 350.000 ungereiften Eizellen geboren. Zwischen Pubertät und den Wechseljahren reift in jedem Monat mindestens eine Eizelle heran und wird für eine mögliche Befruchtung abgestoßen. Während eines Lebens reifen nur ungefähr 375 Eizellen heran.

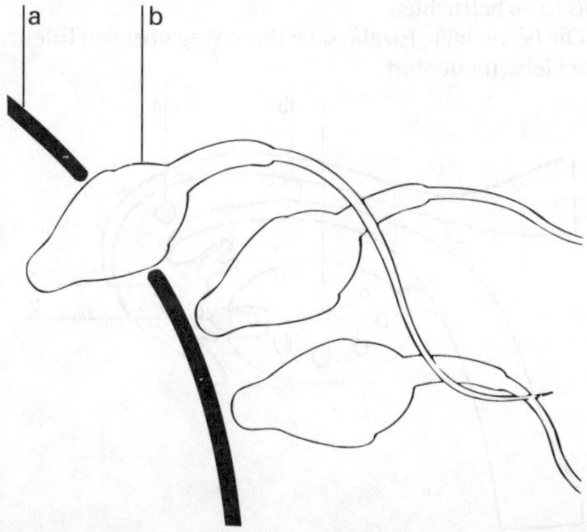

Einnistung

In der unteren Abbildung werden die Vorgänge dargestellt, die zu der Einnistung einer befruchteten Eizelle in die Gebärmutter führen.

1 In einem der Eierstöcke entwickeln sich in den Follikeln einige Eizellen.

2 Eine ausgereifte Eizelle wird vom Eierstock in den Eileiter abgestoßen. Dieser Vorgang heißt Ovulation. Dann spaltet sich der Eizellkern in zwei Teile.

3 Der kleinere Teil (Polkörperchen) des Zellkerns wandert zur Hülle der Eizelle.

4 Der Zellkern spaltet sich erneut, und ein zweites Polkörperchen bewegt sich zur Eizellenhülle. In diesem Stadium vereinigt sich ein Spermium mit dem Hauptzellkern, um das Ei zu befruchten.

5 Die befruchtete Eizelle setzt ihren Weg über den Eileiter zur Gebärmutter fort.

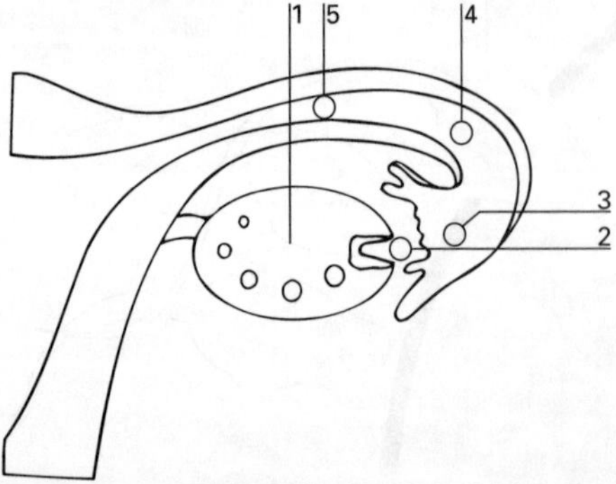

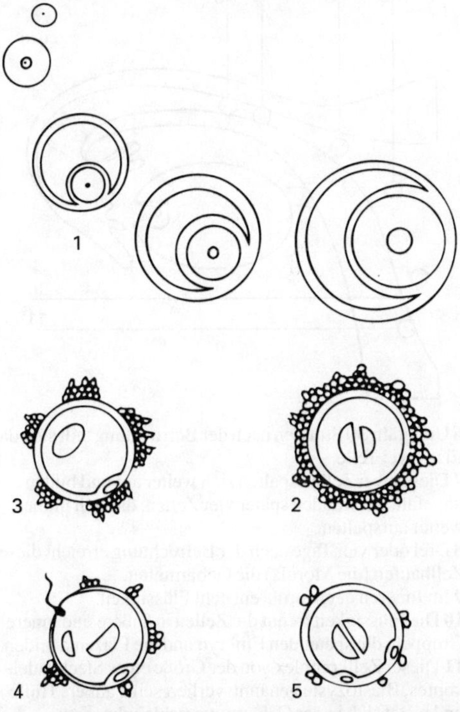
1
3
2
4
5

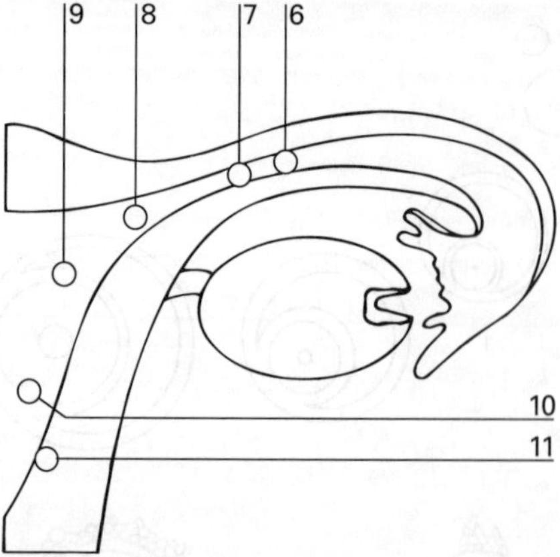

6 Ungefähr 30 Stunden nach der Befruchtung teilt sich das Ei in zwei Teile.
7 Diese zwei Zellen spalten sich weiter auf und bilden ungefähr 20 Stunden später vier Zellen, die sich immer weiter aufspalten.
8 Drei oder vier Tage nach der Befruchtung erreicht dieser Zellhaufen (die Morula) die Gebärmutter.
9 Im Inneren der Morula entsteht Flüssigkeit.
10 Die Flüssigkeit trennt die Zellen in äußere und innere Gruppen, die später den Embryo und die Plazenta bilden.
11 Dieser Zellkomplex von der Größe eines Stecknadelkopfes, Blastozyste genannt, verliert seine äußere Hülle und nistet sich in der Gebärmutterschleimhaut ein.

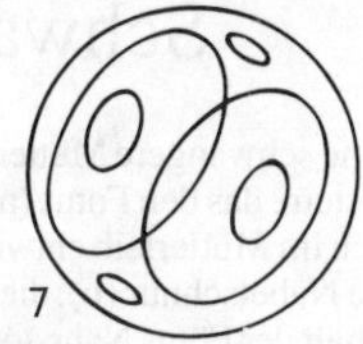

7

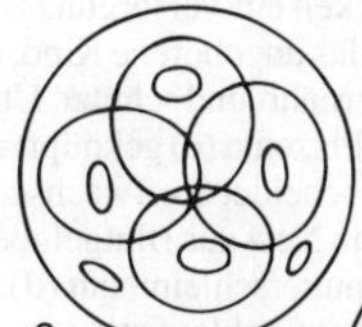

6

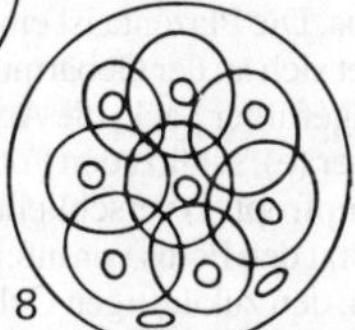

8

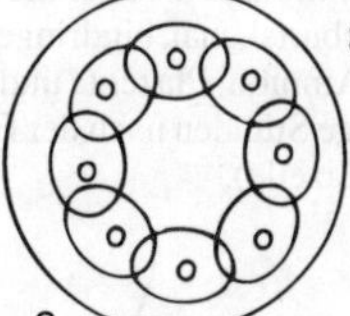

9

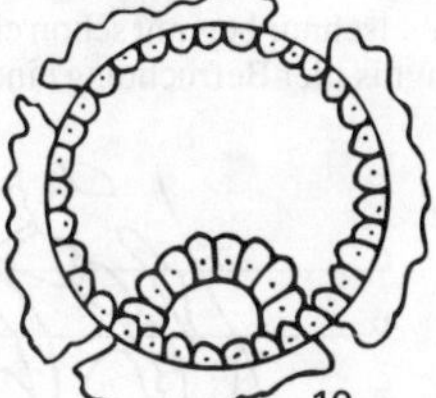

10

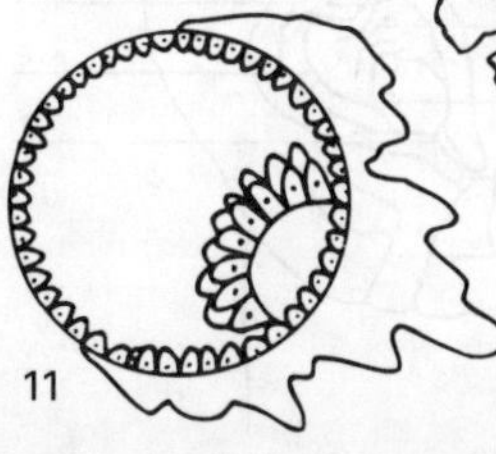

11

Schwangerschaft

Eine schwangere Mutter entwickelt ein Versorgungssystem, das den Fötus (**a**), also das ungeborene Kind, das sich im Mutterleib entwickelt, ernährt und schützt. Über die Nabelschnur (**b**), die an die Plazenta (**c**) geknüpft ist, erhält der Fötus Nährstoffe und scheidet Stoffwechselendprodukte aus. Die Plazenta ist ein Netz aus Blutgefäßen und befindet sich an der Gebärmutterschleimhaut (**d**). Ein flüssigkeitsgefüllter Sack, die Amnionblase mit dem Fruchtwasser (**e**), schützt den Fötus vor Erschütterungen. Ein Schleimpfropf (**f**) verschließt den Gebärmutterhals (**g**). Er schützt den Fötus vor Infektionen, die über die Scheide (**h**), den zukünftigen Geburtskanal, eindringen könnten. Die Entwicklung von Amnion, Plazenta und Nabelschnur beginnt schon einige Stunden nach der Empfängnis (der Befruchtung einer Eizelle).

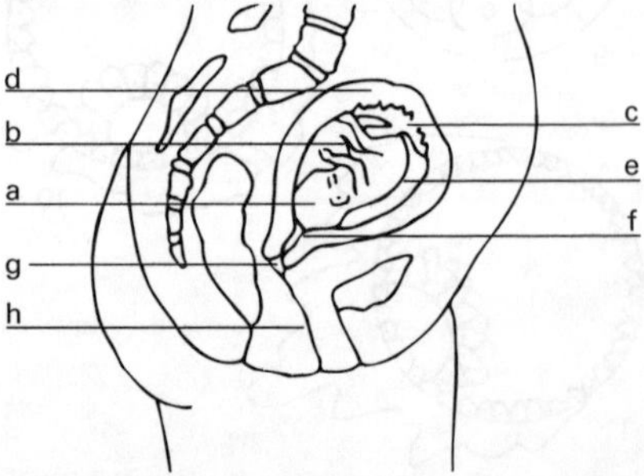

Die 1. bis 11. Woche
Die Schwangerschaft dauert 40 Wochen, gerechnet vom ersten Tag der letzten Regelblutung. Wir zeigen die Entwicklung von Eizelle und Embryo in den ersten elf Wochen (nicht maßstabsgetreu). Länge und Gewicht können variieren. In der elften Woche ist ein Embryo etwa daumengroß und hat schon ein menschliches Aussehen mit Kopf, Rumpf und Gliedern.

2. bis 3. Woche. Nach der Ovulation und Befruchtung nistet sich die Eizelle in die Gebärmutterwand ein.

4. Woche. In der befruchteten Eizelle, Embryo genannt, entwickeln sich Grundstrukturen.

5. Woche. Der Embryo ist 2 mm lang. Er besitzt eine Wölbung (zukünftiger Kopf mit dem Embryonalgehirn), eine Mitte mit einem einfachen Herz und einen Schwanz.

2–3 Wochen

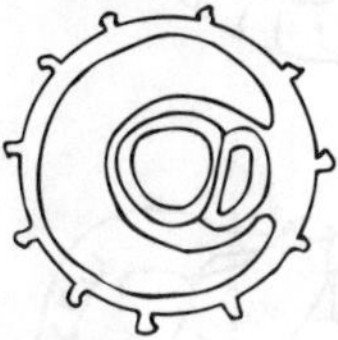

4 Wochen

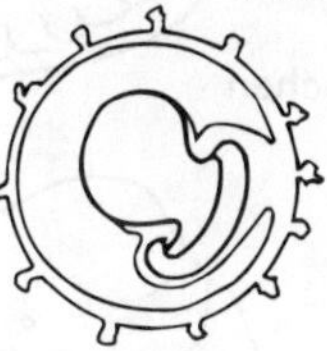

5 Wochen

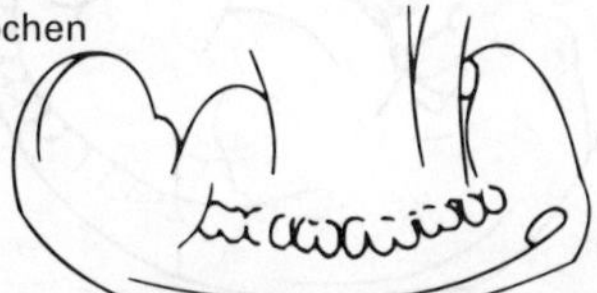

6. Woche. Der Embryo ist 6 mm lang mit Arm- und Beinanlage. Brust und Abdomen sind noch unentwickelt.
7. Woche. Der Embryo ist 1,3 cm lang und hat Glieder. Ohren, Augen, Eingeweide, Nieren, Leber, Lungen, Mund, Nasenlöcher und Nervensystem beginnen sich zu entwickeln.

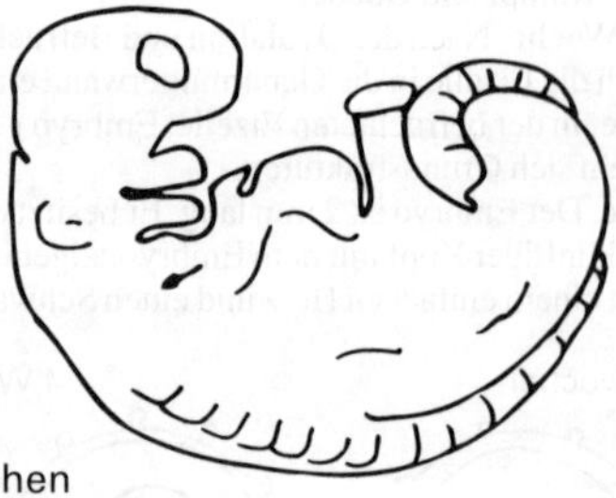

6 Wochen

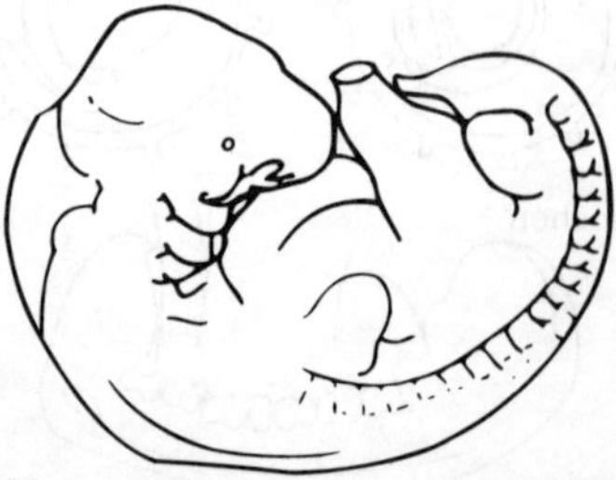

7 Wochen

9. Woche. Der Embryo ist 3 cm lang und wiegt 2 g. Seine inneren Organe sind nicht vollständig entwickelt, und er hat unausgebildete Finger und Zehen.
11. Woche. Der Embryo ist 5,5 cm lang und wiegt 10 g. Er hat erkennbare Gesichtszüge, einen rundlichen Kopf, und im Inneren formen sich Eierstöcke oder Hoden.

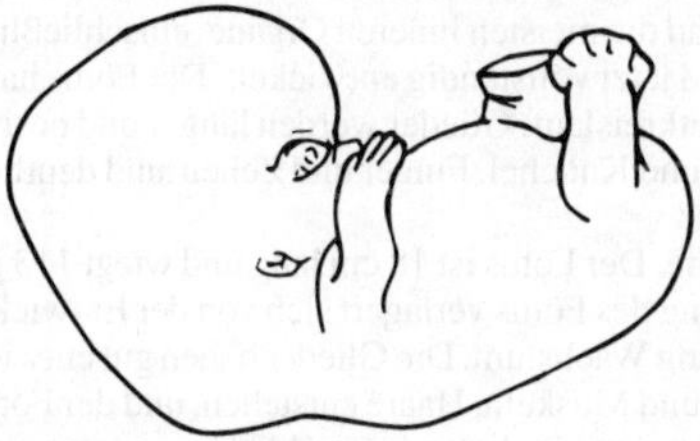

9 Wochen

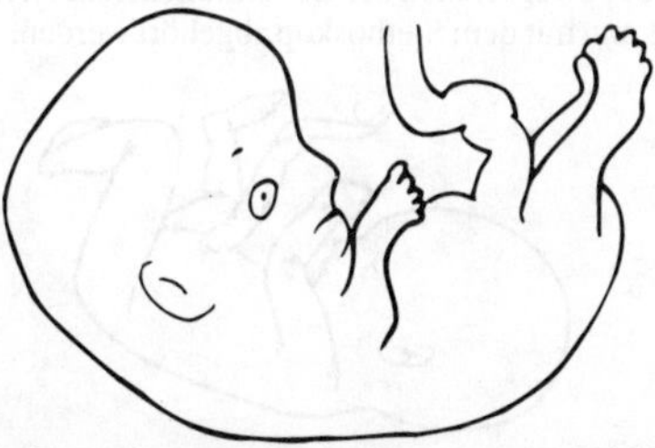

11 Wochen

Die 12. bis 26. Woche
Ab der zwölften Schwangerschaftswoche spricht man von einem Fötus, nicht mehr von einem Embryo. Die Abbildungen zeigen seine Veränderungen während der mittleren Schwangerschaftsperiode.

12. Woche. Der Fötus ist 9 cm lang und wiegt 14 g. Er hat jetzt ein deutlich menschliches Äußeres, der abgerundete Kopf ist weniger gegen die Brust gebeugt. Innenohr, Augen und die meisten inneren Organe, einschließlich Herz, sind jetzt vollständig entwickelt. Der Fötus hat einen Blutkreislauf. Glieder werden länger und besitzen Gelenke und Knöchel. Finger und Zehen sind deutlich erkennbar.

16. Woche. Der Fötus ist 18 cm lang und wiegt 113 g. Der Werdegang des Fötus verlagert sich von der Entwicklung in Richtung Wachstum. Die Glieder haben gut entwickelte Gelenke und Muskeln, Haare entstehen, und der Fötus ist jetzt eindeutig männlich oder weiblich.

20. Woche. Der Fötus ist 25 cm lang und wiegt 340 g. Es bilden sich Augenbrauen, Nägel sowie Brustwarzen, und der Fötus bewegt sich in der Gebärmutter. Sein Herzschlag kann mit dem Stethoskop abgehört werden.

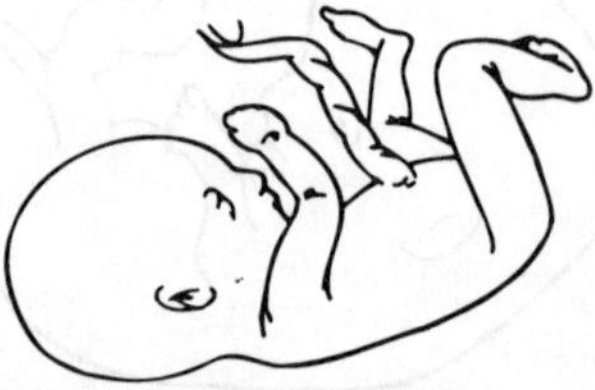

12 Wochen

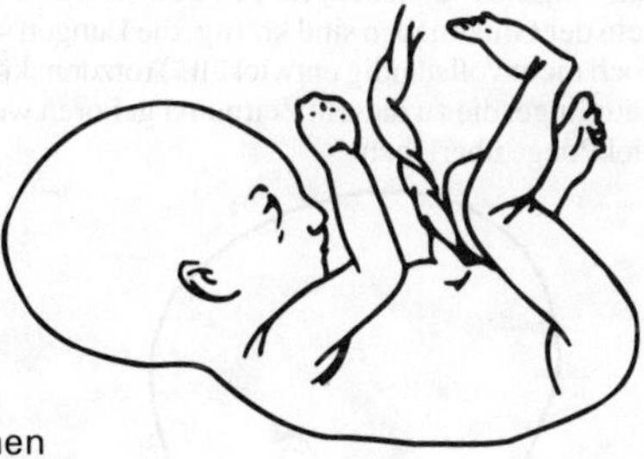

16 Wochen

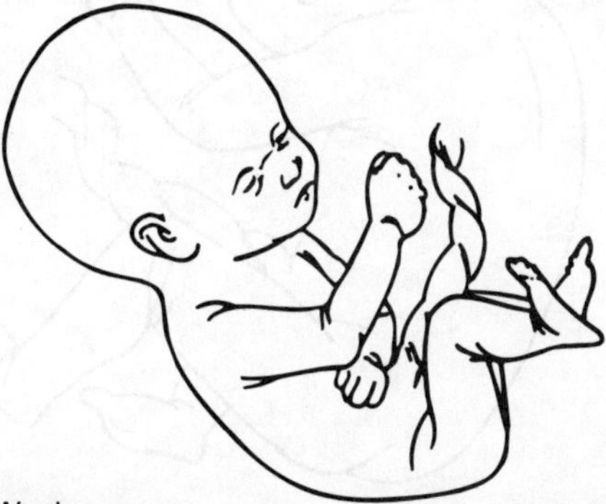

20 Wochen

24. Woche. Der Fötus ist 33 cm lang und wiegt 623 g. Die Haut sieht runzelig aus, da das Unterhautfettgewebe fehlt. Ein Wollhaarflaum bedeckt den ganzen Körper. Die Muskeln der Gliedmaßen sind kräftig, die Lungen sind jedoch noch nicht vollständig entwickelt. Trotzdem können Säuglinge, die zu diesem Zeitpunkt geboren werden, mit viel Pflege überleben.

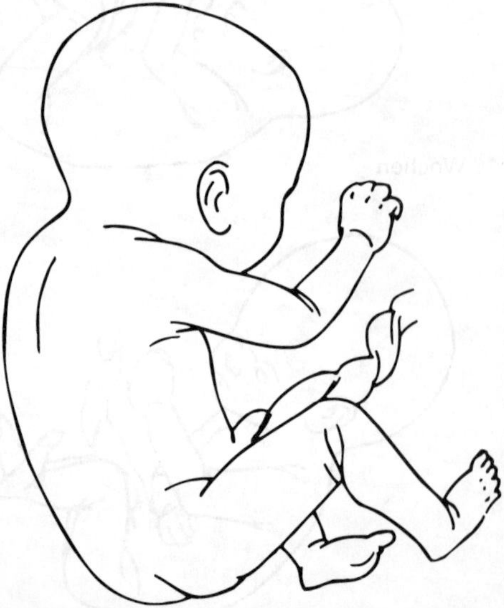

24 Wochen

26. Woche. Die Körperproportionen des schnell heranwachsenden Fötus nähern sich immer mehr denen eines Neugeborenen.

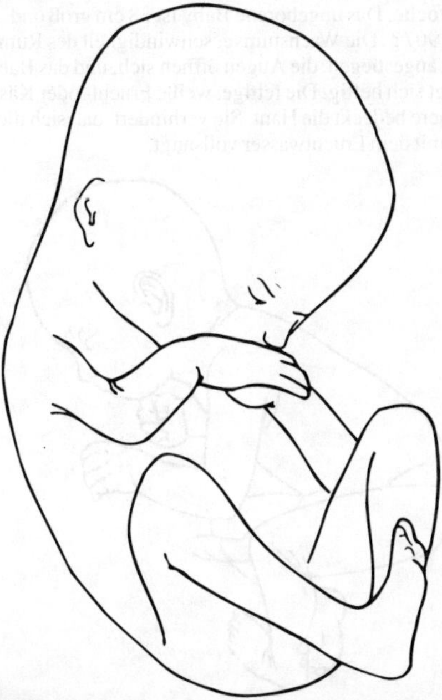

26 Wochen

Die 28. bis 40. Woche

Die Abbildungen zeigen Veränderungen des Fötus während der letzten Wochen der Schwangerschaft: von der 28. Woche bis zur Geburt.

28. Woche. Das ungeborene Baby ist 38 cm groß und wiegt 907 g. Die Wachstumsgeschwindigkeit des Rumpfes ist angestiegen, die Augen öffnen sich, und das Baby bewegt sich heftig. Die fettige, weiße Frucht- oder Käseschmiere bedeckt die Haut. Sie verhindert, daß sich die Haut mit dem Fruchtwasser vollsaugt.

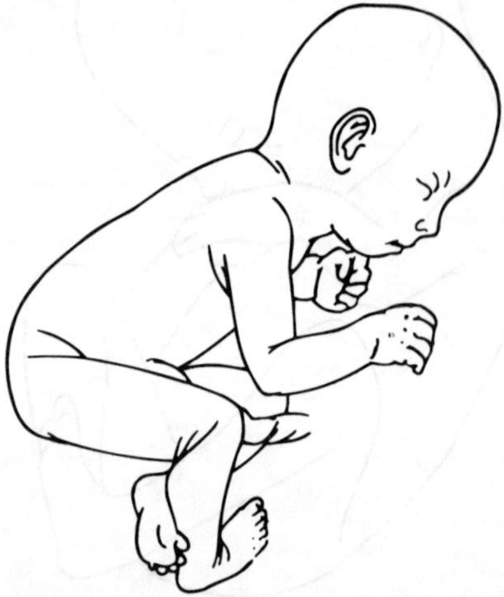

28 Wochen

32. Woche. Das ungeborene Baby ist 43 cm lang und wiegt 1,8 kg. Die Kopfproportion entspricht der eines Neugeborenen; die Lungen sind vollständig entwickelt. Das Baby dreht sich in der Gebärmutter mit dem Kopf nach unten.

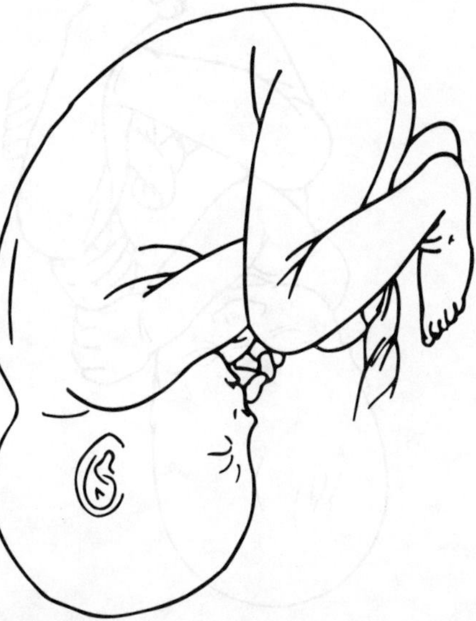

32 Wochen

36. Woche. Das ungeborene Baby ist 46 cm groß und wiegt 2,38 kg. Durch Fetteinlagerungen wird der Körper runder und die Haut weniger runzlig. Fingernägel wachsen, und bei Jungen wandern die Hoden in einen Hautsack, der Hodensack genannt wird.

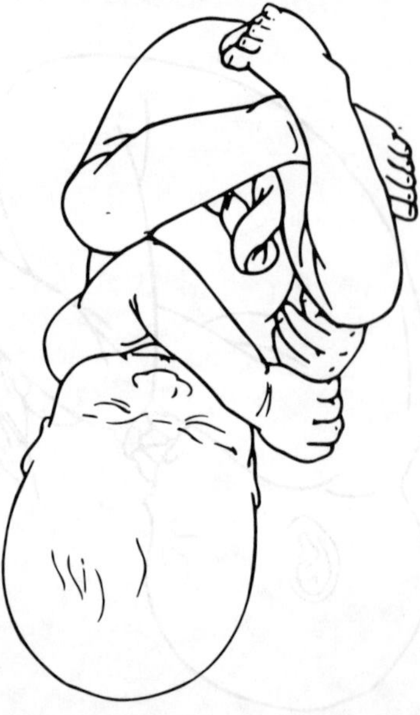

36 Wochen

40. Woche. Bei der Geburt ist ein Baby durchschnittlich 50,8 cm groß und wiegt 3,18 kg. Es hat eine glatte Haut und einen rundlichen Körper. Die fetalen Lanugohaare, der Wollhaarflaum, der den größten Teil des Körpers bedeckte, sind normalerweise ausgefallen. (Die Geburt findet häufig bis zu zwei Wochen vor oder nach dem vorhergesagten Datum statt, und neugeborene Jungen sind oftmals größer und schwerer als neugeborene Mädchen.)

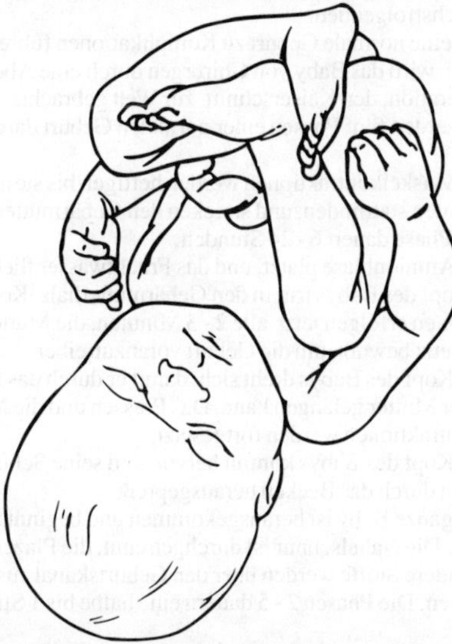

40 Wochen

Die Geburt

Normalerweise wird die Geburt von den Wehen eingeleitet. Das sind Muskelkontraktionen der Mutter, die das Baby aus der Gebärmutter über den Geburtskanal ausstoßen. Der ganze Vorgang dauert 6 bis 25 Stunden. Die erste Entbindung einer Frau dauert gewöhnlich viel länger als die nächstfolgenden.

Wenn eine normale Geburt zu Komplikationen führen könnte, wird das Baby von Chirurgen durch eine Abdominaloperation, den Kaiserschnitt, zur Welt gebracht.

Hier werden fünf Phasen einer normalen Geburt dargestellt.

1 Die Muskelkontraktionen werden heftiger, bis sie alle 3 - 5 Minuten stattfinden, und strecken den Gebärmutterhals. Diese Phase dauert 6 - 24 Stunden.

2 Die Amnionblase platzt, und das Fruchtwasser fließt ab. Der Kopf des Babys tritt in den Gebärmutterhals. Kontraktionen erfolgen jetzt alle 2 - 3 Minuten, die Mutter preßt jetzt bewußt, um die Geburt voranzutreiben.

3 Der Kopf des Babys dreht sich, damit er durch das Becken der Mutter gelangen kann. Das Pressen und die Muskelkontraktionen werden fortgesetzt.

4 Der Kopf des Babys kommt hervor, und seine Schultern werden durch das Becken herausgepreßt.

5 Das ganze Baby ist herausgekommen und beginnt zu atmen. Die Nabelschnur ist durchgetrennt, die Plazenta und andere Stoffe werden über den Geburtskanal ausgeschieden. Die Phasen 2 - 5 dauern eine halbe bis 1 Stunde.

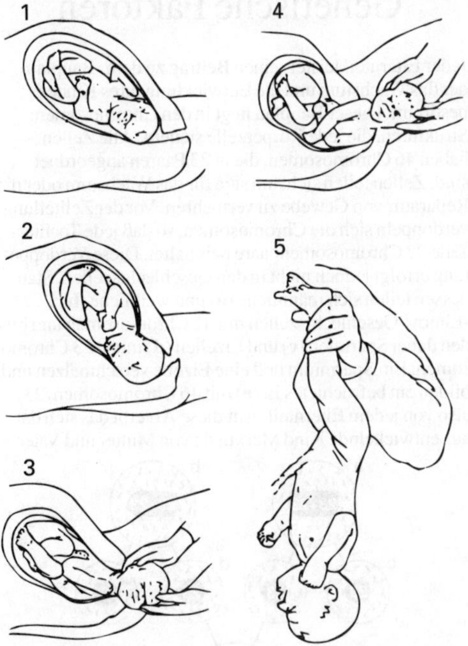
1
2
3
4
5

Genetische Faktoren

Jeder Elternteil leistet seinen Beitrag zu dem ›Bauplan‹, der das Wachstum und die Entwicklung ihres Kindes bestimmt. Dieser Bauplan liegt in den Chromosomen; Strukturen, die jede Körperzelle steuern. Alle Zellen haben 46 Chromosomen, die in 23 Paaren angeordnet sind. Zellen teilen sich, um sich für das Wachstum oder die Reparatur von Gewebe zu vermehren. Vor der Zellteilung verdoppeln sich die Chromosomen, so daß jede Tochterzelle 23 Chromosomenpaare beinhaltet. Diese Verdoppelung erfolgt jedoch nicht in den Geschlechtszellen. Statt dessen teilen sich männliche (**a**) und weibliche (**b**) ›Eltern‹-Geschlechtszellen mit 46 Chromosomen und bilden dabei Spermien (**c**) und Eizellen (**d**) mit je 23 Chromosomen. Ein Spermium und eine Eizelle verschmelzen und bilden ein befruchtetes Ei (**e**) mit 46 Chromosomen, 23 also von jedem Elternteil. Auf diese Art erbt das sich daraus entwickelnde Kind Merkmale von Mutter und Vater.

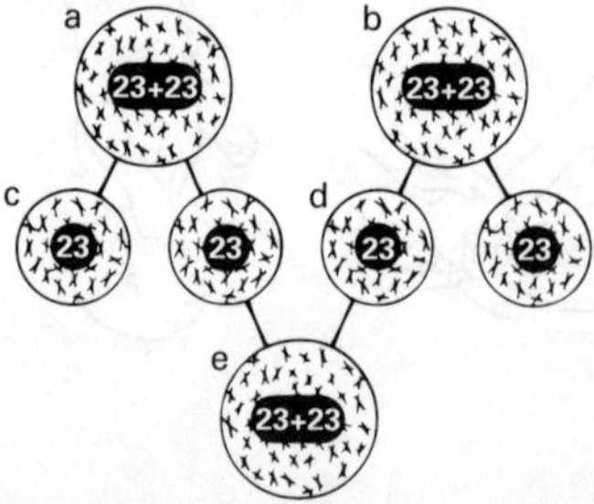

Männlich oder weiblich?

Das Geschlecht eines Kindes hängt von speziellen ererbten Chromosomen ab. Jede Zelle der Mutter enthält ein Paar X-förmige Geschlechtschromosomen, jede Zelle des Vaters ein X-und ein Y-Geschlechtschromosom. Das Kind erbt von jedem Elternteil nur ein Geschlechtschromosom. Erbt es zwei X-Chromosome, wird es weiblich, erbt es ein X- und ein Y-Chromosom, wird es männlich. Hier werden vier Möglichkeiten gezeigt, wie Mutter (**a**) und Vater (**b**) Geschlechtszellen weitergeben können, damit eine Tochter (**c**) oder ein Sohn (**d**) entsteht.

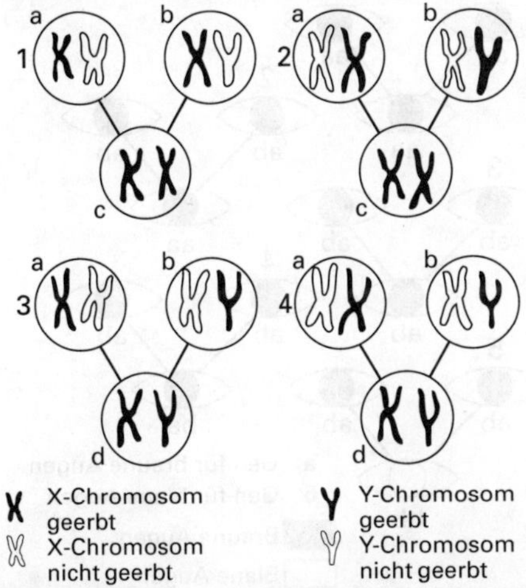

Vererbte Augenfarbe

Von den Eltern erben wir Merkmale des Charakters und der körperlichen Erscheinung. So sind zum Beispiel Augen- und Haarfarbe in Chromosomeinheiten verschlüsselt. Jeder Gentyp erscheint gepaart, und jedes vererbte Genpaar enthält ein Gen von jedem Elternteil. In einem vererbten Paar wird ein dominantes Gen das rezessive Gen ›überdecken‹. In den fünf Beispielen wird schematisch gezeigt, wie das Gen für braune Augen (**a**) über das Gen von blauen Augen (**b**) dominiert.

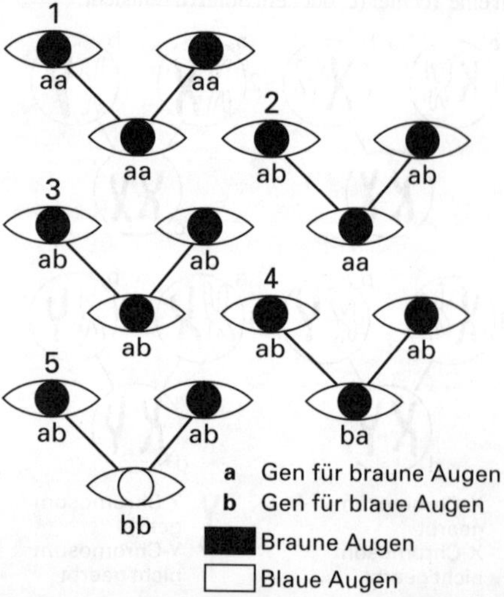

Vererbte Haarfarbe

Bevor rezessive Gene wieder erscheinen, können mehrere Generationen vergehen, wie zum Beispiel bei dem Gen für rotes Haar. Das kommt daher, daß das Gen für braunes Haar dominant gegenüber dem für rotes Haar ist. Wie diese Darstellung zeigt, können die Generationen zweier Familien mit braunhaarigen Mitgliedern, ohne es zu wissen, ein Gen für rotes Haar weitergeben. Nur wenn ein Individuum zwei dieser rezessiven Gene erbt, wird seine Haarfarbe rot sein. Auf diese Art ähneln manche von uns viel eher den Großeltern oder Urgroßeltern als den Eltern.

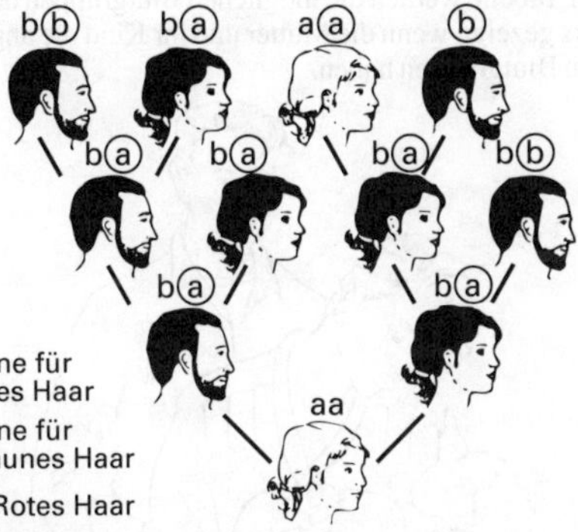

a Gene für rotes Haar
b Gene für braunes Haar
Rotes Haar
Braunes Haar
○ An die nächste Generation weitergegebene Gene

Geerbte Blutgruppen

Die Genetik (Wissenschaft von der Vererbung) zeigt, daß die Menschen verschiedene Bluttypen erben. Die Blutgruppe des Blutspenders und die des Empfängers sind wichtige Faktoren bei Bluttransfusionen, bei der eine Verträglichkeit lebenswichtig ist. Auch bei Tests zur Vaterschaftsbestimmung kann eine Unverträglichkeit der Blutgruppen zwischen einem Mann und einem Kind beweisen, daß dieser Mann nicht der Vater des Kindes ist. Die An- oder Abwesenheit zweier Faktoren, die als A und B bezeichnet werden, läßt vier Blutgruppen entstehen: A, B, AB und 0. Sowohl A als auch B enthalten je einen Faktor. AB-Blut enthält beide Faktoren, 0 keinen.

In der Tabelle werden die möglichen Blutgruppen des Vaters gezeigt, wenn die Mutter und ihr Kind die angegebenen Blutgruppen haben.

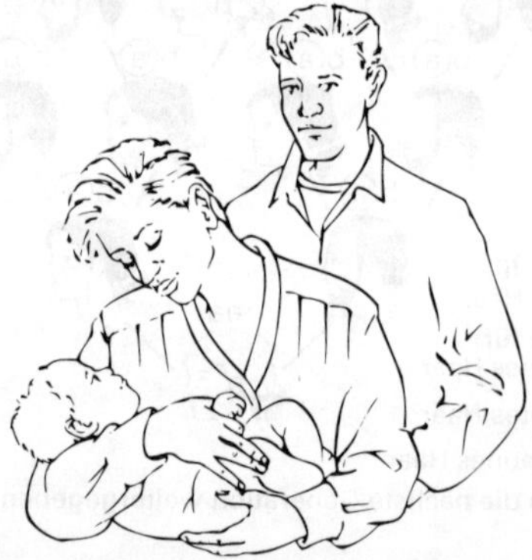

Die Tabelle zeigt die möglichen Blutgruppen des Vaters

	Blutgruppe des Babys			
Blutgruppe der Mutter	0	A	AB	B
0	0, A, B	0, A, B		0, A, B
A	A, AB	0, A, AB, B	0, A, AB, B	A, B
AB		AB, B	A, AB, B	A, AB
B	AB, B	AB, B	0, A, AB, B	0, A, AB, B

Das Wachstum

Die Körperproportionen verändern sich mit der variablen Wachstumsrate des Kopfes, der Glieder und des Rumpfes. Bei der Geburt nimmt der Kopf ein Viertel der Gesamtlänge, im Erwachsenenalter nur noch ein Achtel ein.

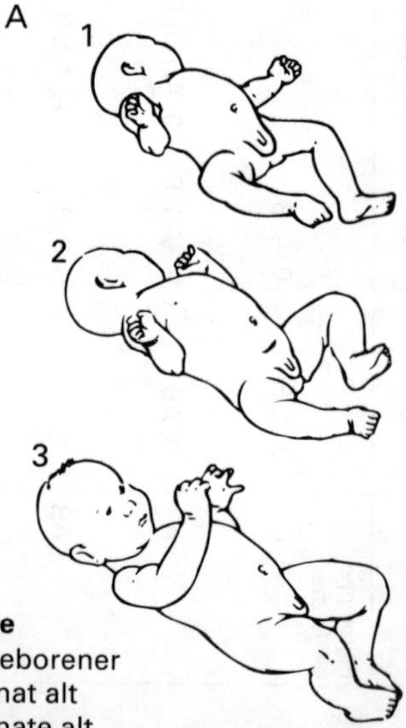

A Junge
1 Neugeborener
2 1 Monat alt
3 3 Monate alt

Die Beine wachsen von drei Achtel bis zur Hälfte der Gesamtlänge. Der Rumpf wird relativ schlank. Währenddessen wachsen Knochen, Fett und Muskeln in unterschiedlichem Tempo an. So werden aus plumpen, kurzgliedrigen, großköpfigen Babys relativ dünne, drahtige Schulkinder. Danach werden sie breiter: Mädchen vor allem an den Hüften und Jungen an den Schultern. Individuelle Körperformen können sich schon im frühen Alter von zwei Jahren zeigen.

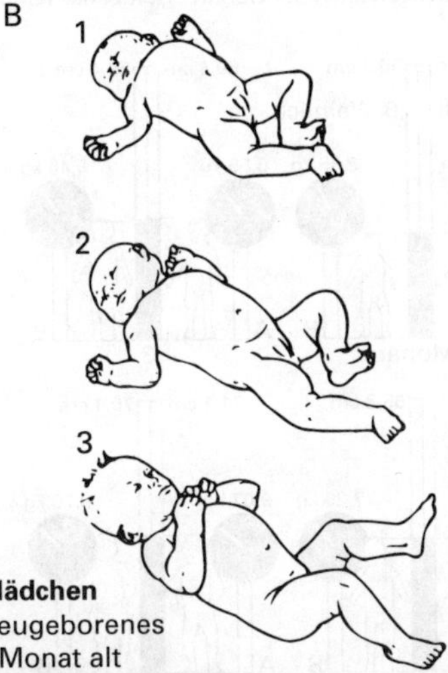

B Mädchen
1 Neugeborenes
2 1 Monat alt
3 3 Monate alt

Wachstum im Alter von 0 bis 3 Jahren
Ein Baby wächst am schnellsten in den drei Monaten vor seiner Geburt. Das Wachstum setzt sich in den ersten drei Jahren seines Lebens rasch fort, doch die Rate für Längenwachstum und Gewichtszunahme wird niedriger. Die höchste Längenwachstumsquote wird im ersten Lebensjahr erreicht. Ein Kind wird in den ersten drei Monaten seines Lebens um genausoviel größer wie in den 12 Monaten zwischen dem 2. und 3. Lebensjahr.
In den ersten Tagen nach der Geburt erleidet das Kind

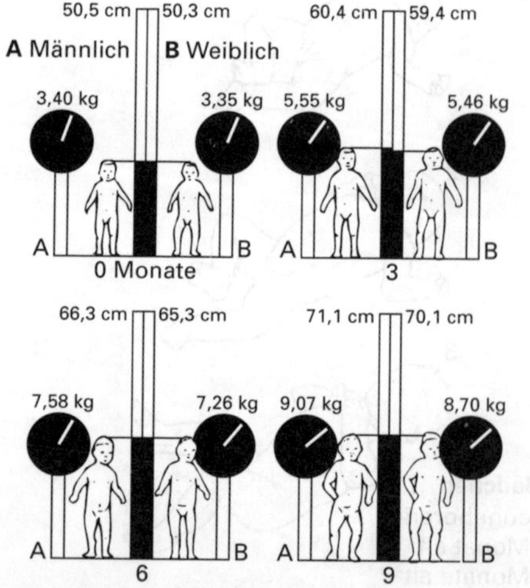

zuerst einen Gewichtsverlust. Bei einem großen Baby verdoppelt sich das Gewicht jedoch in den ersten sechs Monaten nach der Geburt, während sich das Gewicht eines kleineren Babys sogar verdreifachen kann. In den nächsten sechs Monaten geht die Gewichtszunahme dann wieder zurück, bis sie ungefähr der des gesamten zweiten Lebensjahres gleicht. Im dritten Jahr geht die Gewichtszunahme noch weiter zurück.
Hier werden Gewichte und Größen mit dem Wachstum in Länge und Breite verglichen. Dargestellt werden Jungen und Mädchen von der Geburt bis zum 3. Lebensjahr.

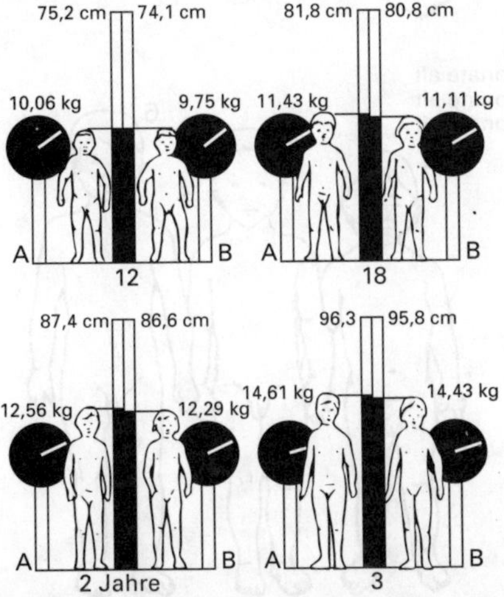

A Junge

1 6 Monate alt
2 9 Monate alt
3 12 Monate alt

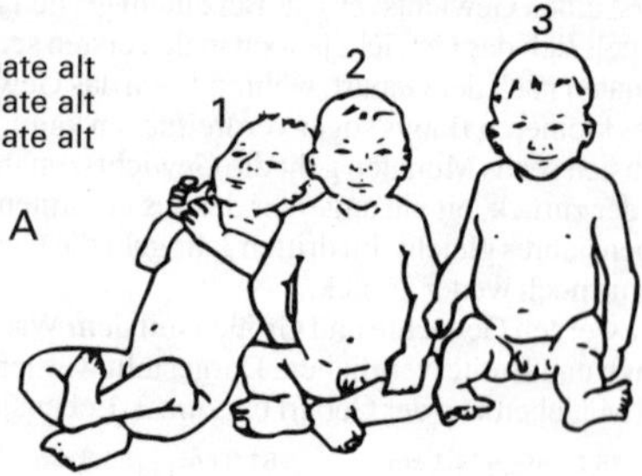

4 18 Monate alt
5 24 Monate alt
6 36 Monate alt

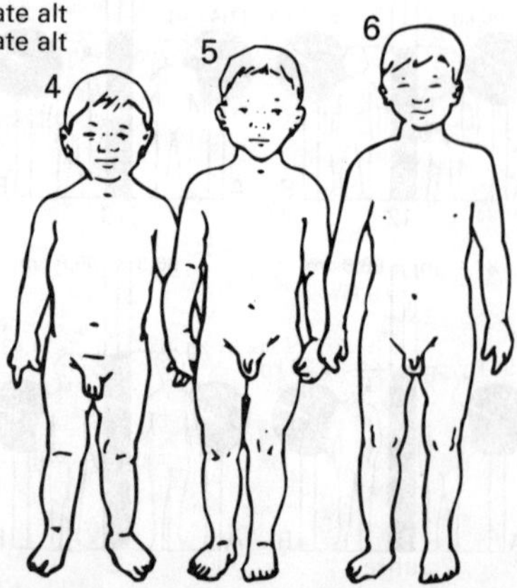

B Mädchen

1 6 Monate alt
2 9 Monate alt
3 12 Monate alt

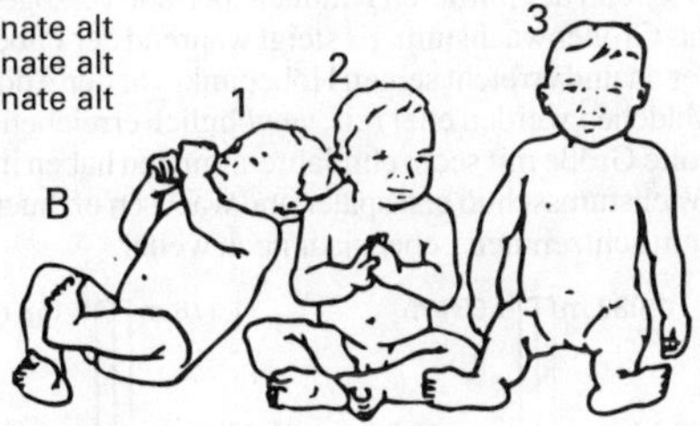

4 18 Monate alt
5 24 Monate alt
6 36 Monate alt

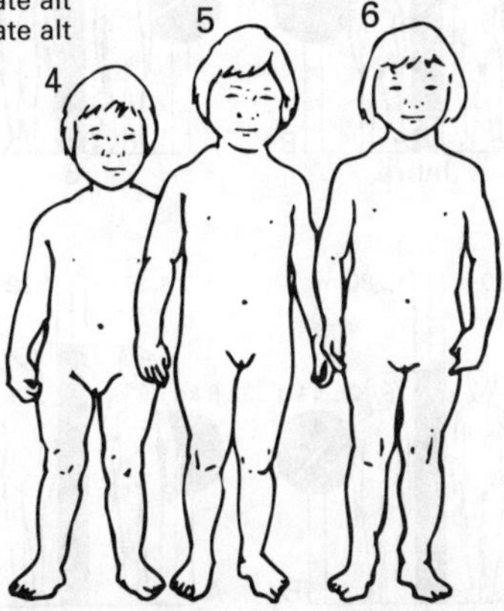

Wachstum im Alter von 4 bis 18 Jahren

Während der mittleren Kindheitsperiode verzögert sich das Größenwachstum. Es steigt während der Pubertät wieder an und erreicht seinen Höhepunkt vor der Adoleszenz. Mädchen werden eher reif, gewöhnlich erreichen sie ihre volle Größe mit sechzehn Jahren. Jungen haben ihren Wachstumsschub erst später und wachsen oft auch nach dem achtzehnten Lebensjahr noch weiter.

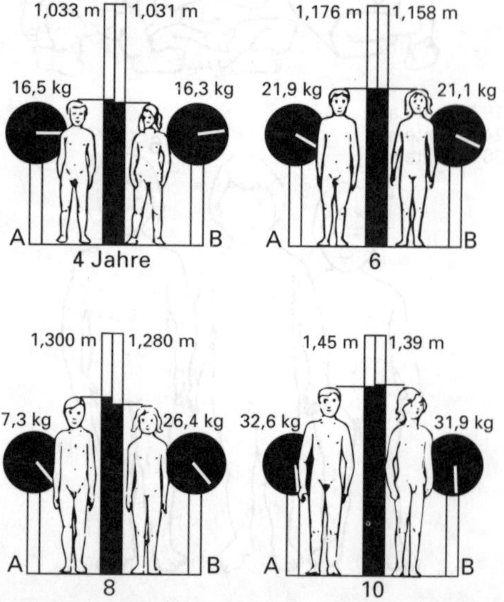

Die Gewichtszunahme und das Längenwachstum sind aufeinander abgestimmt. Mädchen nehmen das meiste Gewicht zwischen 10 und 14 zu, Jungen zwischen 12 und 16. Hier werden Gewichte und Größen mit dem Wachstum in Länge und Breite verglichen. Dargestellt werden Jungen und Mädchen vom vierten bis zum achtzehnten Lebensjahr.

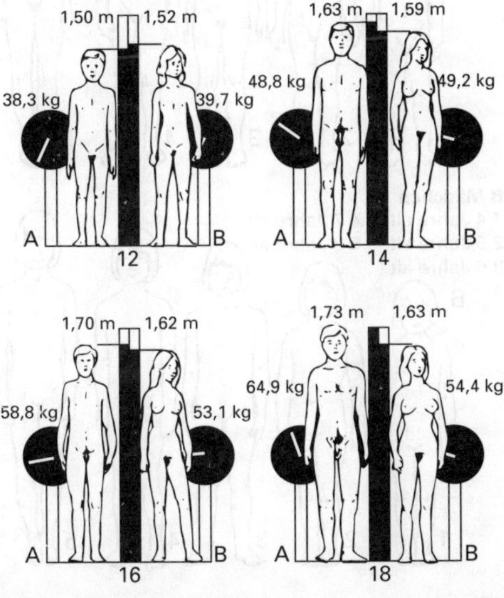

A Junge
1 4 Jahre alt
2 5 Jahre alt
3 6 Jahre alt
4 7 Jahre alt
5 8 Jahre alt

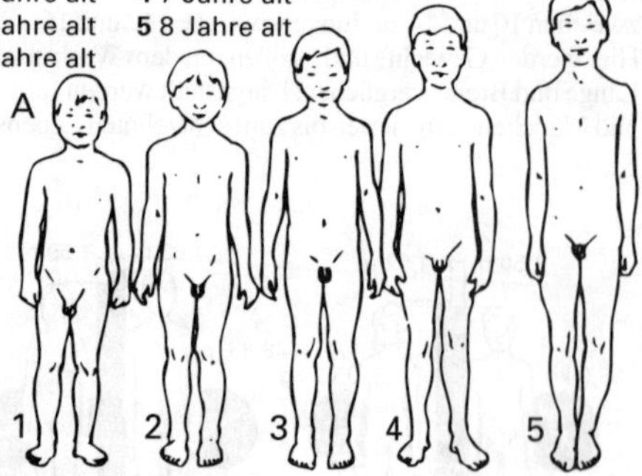

B Mädchen
1 4 Jahre alt
2 5 Jahre alt
3 6 Jahre alt
4 7 Jahre alt
5 8 Jahre alt

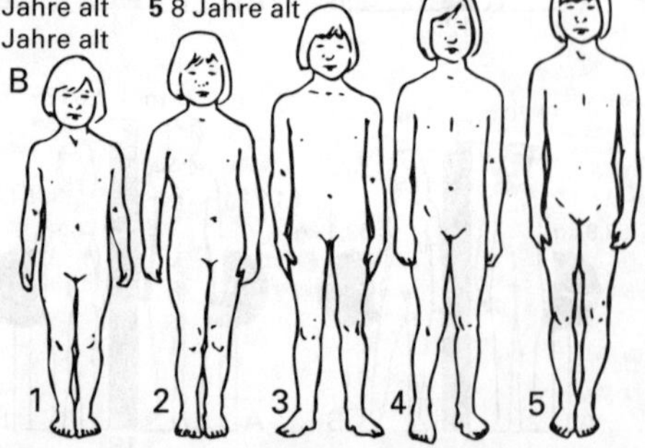

A Männlich
1 10 Jahre alt **3** 14 Jahre alt
2 12 Jahre alt **4** 18 Jahre alt

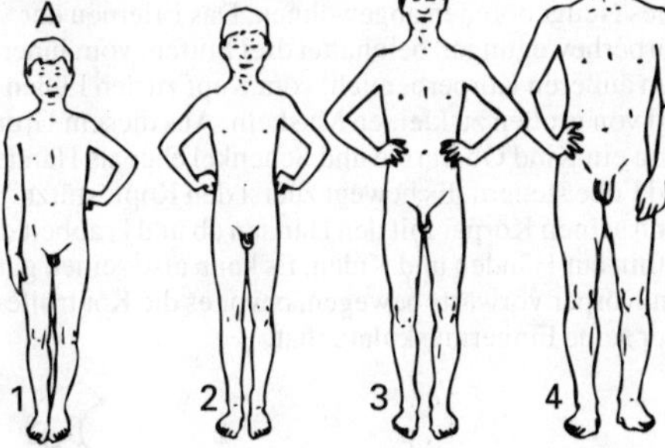

B Weiblich
1 10 Jahre alt **3** 14 Jahre alt
2 12 Jahre alt **4** 18 Jahre alt

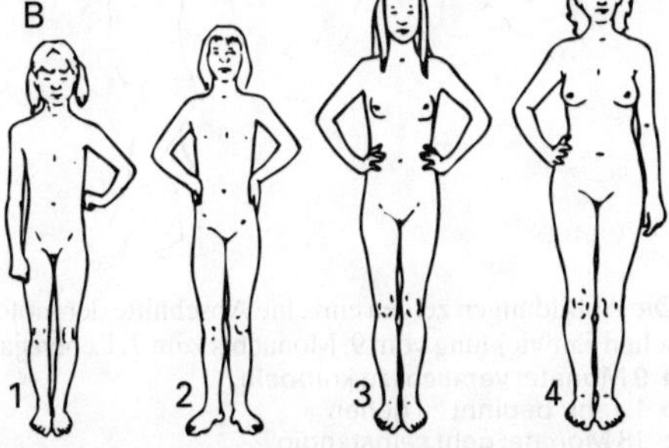

Motorische Entwicklung
Bevor ein Kind willkürliche Bewegungen ausführen kann, muß es sich die einfachen Reflexbewegungen eines Neugeborenen abgewöhnen. Das Erlernen der Körperbewegungen beinhaltet drei Stufen: vom inneren zum äußeren Körperbereich, vom Kopf zu den Füßen und von großen zu kleinen Muskeln. Aus diesem Grund kann ein Kind Oberarme und Schenkel eher als Hände und Füße steuern. Es bewegt zuerst den Kopf, stützt dann seinen Körper mit den Händen ab und krabbelt daraufhin auf Händen und Knien. Es kann also seinen ganzen Körper vorwärts bewegen, bevor es die Kontrolle über seine Fingermuskulatur hat.

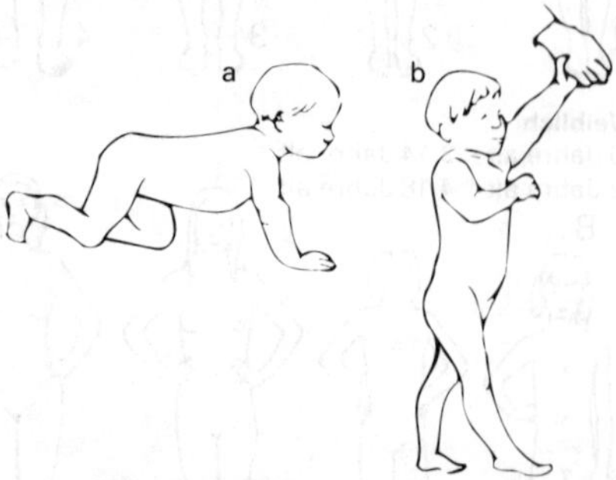

Die Abbildungen zeigen einzelne Abschnitte der motorischen Entwicklung vom 9. Monat bis zum 7. Lebensjahr.
a 9 Monate: versucht zu krabbeln
b 1 Jahr: beginnt zu gehen
c 18 Monate: geht selbständig

d 2 Jahre: läuft selbständig
e 3 Jahre: tritt kräftig gegen einen Ball
f 4 Jahre: hüpft auf einem Bein
g 5 Jahre: geht auf einer schmalen Linie
h 6 Jahre: springt über ein 25 cm hoch gespanntes Seil
i 8 Jahre: fährt Fahrrad

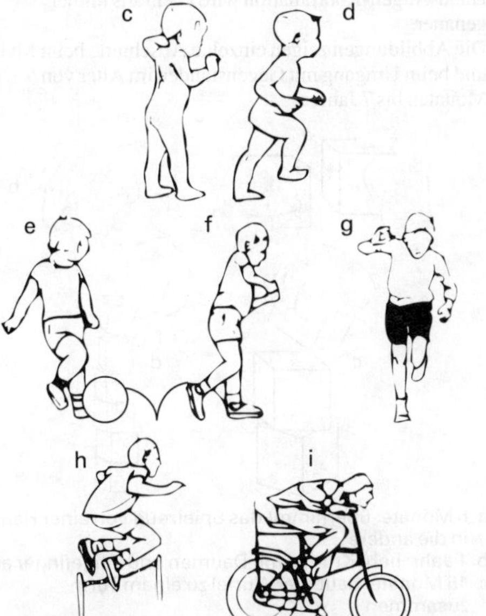

Entwicklung der Hände und Augen

Tests haben ergeben, daß die Entwicklung des Farbensehens bei Kindern nach 3 Monaten einsetzt. Sie nehmen Form und Größe ab dem 6. Monat wahr und haben mit einem Jahr eine normale räumliche Sichtweise. In diesem Alter greifen sie auch schon mit Daumen und Fingern. Die Hand-Augen-Koordination wird ebenfalls immer genauer.

Die Abbildungen zeigen einzelne Abschnitte beim Malen und beim Umgang mit Gegenständen im Alter von 6 Monaten bis 7 Jahren.

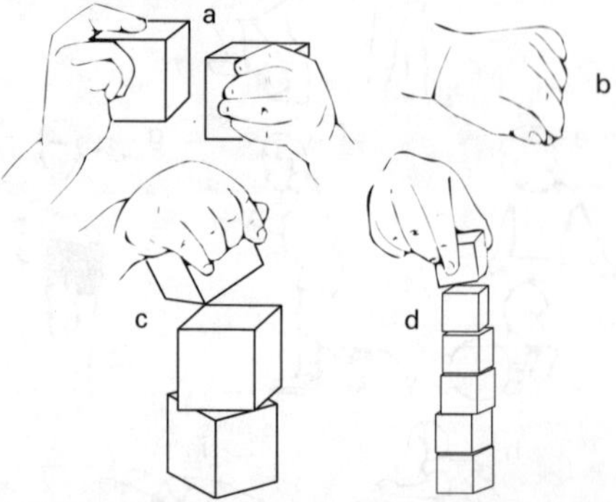

a 6 Monate: übernimmt das Spielzeug von einer Hand in die andere
b 1 Jahr: hebt Krümel mit Daumen und Zeigefinger auf
c 18 Monate: baut drei Würfel zu einem Turm zusammen
d 2 Jahre: baut sechs Würfel zu einem Turm zusammen

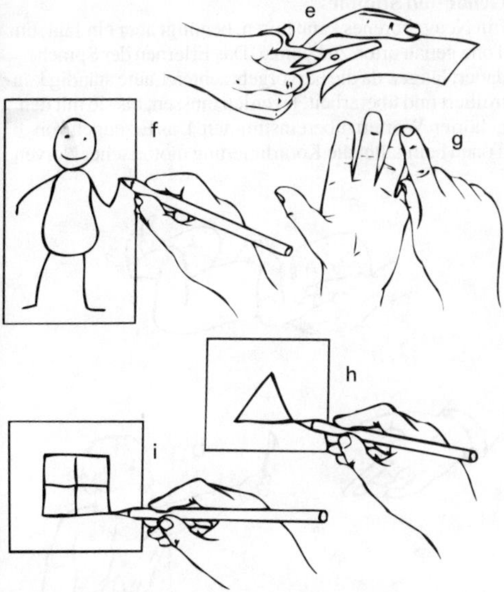

e 3 Jahre: benutzt eine Schere, um Papier zu schneiden
f 4 Jahre: zeichnet einen Menschen mit Kopf und Beinen und vielleicht mit Rumpf und Armen
g 5 Jahre: zählt die Finger einer Hand
h 6 Jahre: zeichnet einfache Dreiecke
i 7 Jahre: zeichnet ein Fenster (ein Kreuz in einem Quadrat

Gehör und Stimme

Ein Neugeborenes kann hören, benötigt aber ein Jahr, um Töne genau orten zu können. Das Erlernen der Sprache dauert länger, da die hervorgebrachten Laute ständig kontrolliert und überarbeitet werden müssen, bis sie mit den gehörten Wörtern übereinstimmen. Das Erzeugen von Tönen beinhaltet die Koordinierung motorischer Nerven

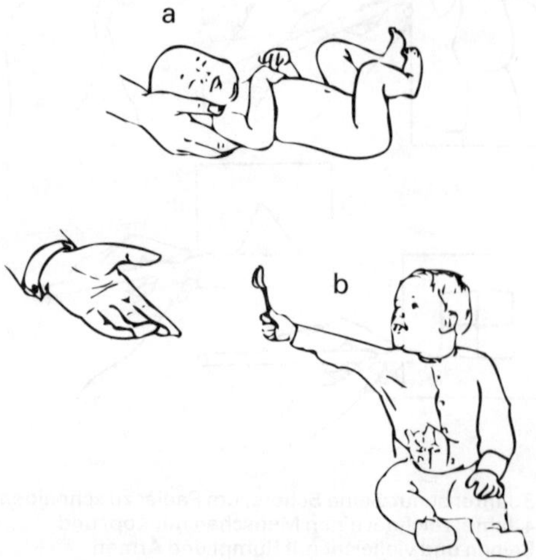

a 6 Monate: lacht leise und gluckst vor Vergnügen
b 1 Jahr: überreicht bei Aufforderung einen Gegenstand

der Luftröhre und Stimmbänder, des Rachens und Gaumens, sowie Zunge und Lippen. Für die Kontrolle der Sprache ist eine ständige Rückkopplung zwischen Gehirn, Ohren und den für die Sprache zuständigen Muskeln nötig. Ab dem dritten Lebensjahr wird das Erlernen von Sprache schwieriger, so daß tauben Kindern schon früh geholfen werden muß.

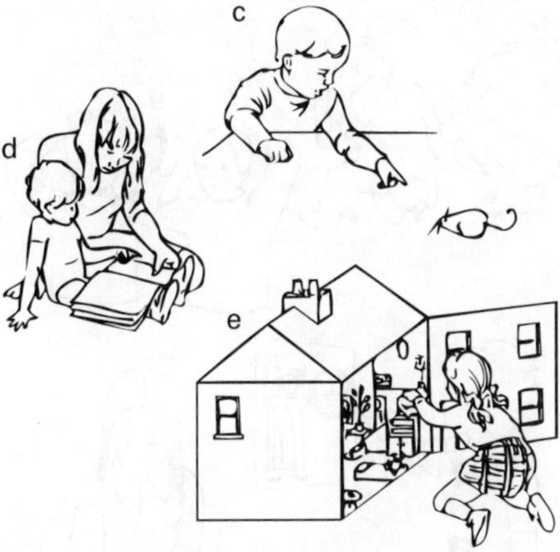

c 18 Monate: spricht 6 - 20 Wörter, kennt aber viel mehr
d 2 Jahre: hört gerne Geschichten
e 3 Jahre: kann ein Puppenhaus aufbauen, wenn es dazu aufgefordert wird

f 4 Jahre: kann einige Kindergedichte aufsagen oder Kinderlieder singen
g 5 Jahre: trägt mit Freunden Geschichten vor
h 6 Jahre: kann sagen, wodurch ein Gegenstand einem anderen ähnelt
i 7 Jahre: sagt, worin sich drei Gegenstände von einem ähnlichen vierten unterscheiden

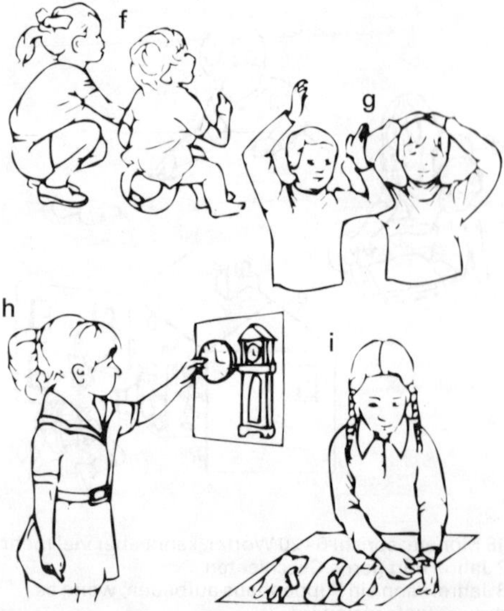

Geistige Entwicklung
Der Schweizer Psychologe Jean Piaget behauptet, daß die geistige Entwicklung mehrere Stadien aufeinanderwirkender kognitiver und emotionaler Faktoren durchläuft.
1 Sensomotorisches Stadium (0 - 2) Größtenteils ohne Worte. Kinder lernen hauptsächlich durch den Kontakt mit Gegenständen, beginnen aber, sie durch Wörter oder Gesten zu symbolisieren.
2 Präoperatives Stadium (2 - 7) Kinder benutzen Wörter und lernen durch Erfahrung, Intuition, Versuch und Irrtum. Das Kind in der Abbildung könnte behaupten, daß der enge, hohe Behälter (a) mehr Wasser als der flache (b) enthält, obwohl es gesehen hat, daß die gleichen Wassermengen in beide Gefäße gegossen wurden.
3 Konkret operatives Stadium (7 - 12) Kinder beginnen, Gegenstände nach Unterschieden und Ähnlichkeiten einzuordnen.
4 Formal operatives Stadium (ab 12) Kinder beginnen, sich gedanklich mit hypothetischen Dingen auseinanderzusetzen.

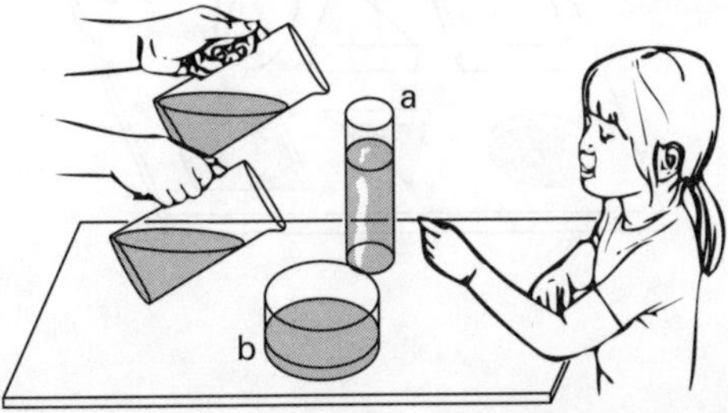

Lernprozeß

Einige Psychologen weisen die Erkenntnistheorie zurück und glauben, daß Lernen unabhängig vom Alter auf geistigen Fähigkeiten beruht, die mit einer Kette aus Reizen, Antwort und Belohnung im Zusammenhang stehen. Ein Kind beantwortet z.B. den Stimulus eines Puzzlespiels mit einem Lösungsversuch. Die Befriedigung, das Puzzle gelöst zu haben, ist die Belohnung dafür. Da das Kind jetzt Anstrengung mit Belohnung verbindet, wird es beim nächsten Mal das Puzzlespiel schneller zusammenfügen.

1

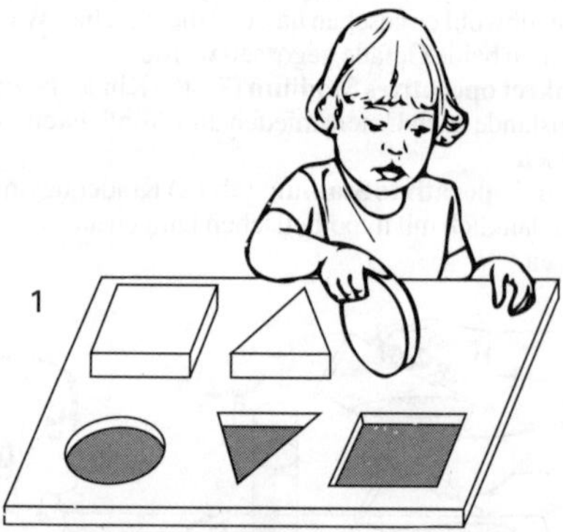

Diese Erkenntnisse nehmen jedoch auch mit fortschreitendem Alter zu, wie in den Abbildungen dargestellt wird.
1 Mit zwei Jahren versucht ein Kind, eine Scheibe in eine quadratische Vertiefung einzufügen. Dabei werden die Formen der geometrischen Körper und die der Vertiefungen nicht beachtet.
2 Mit zweieinhalb Jahren probiert das Kind die nächste Vertiefung aus, wenn der Klotz nicht in die erste paßt.
3 Mit drei Jahren ordnet das Kind die Klötze in Gedanken ein, bevor es sie einfügt.

2

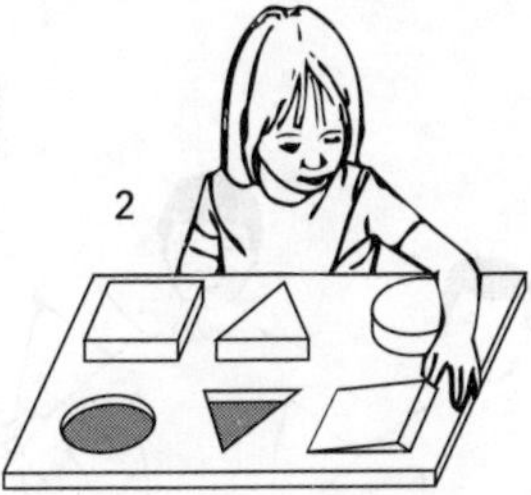

3

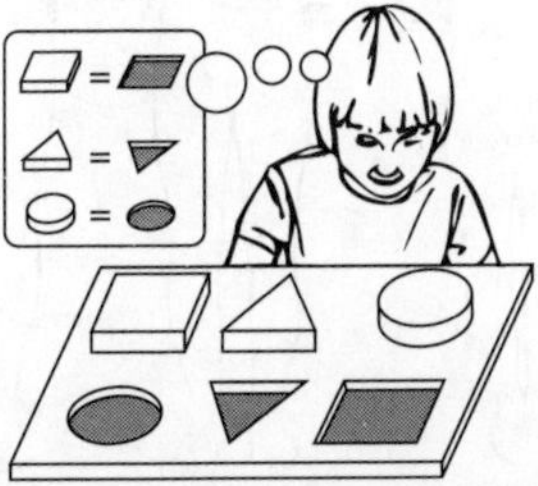

Pubertät bei Jungen
Die Pubertät ist die Übergangszeit vom Kind zu einem sexuell ausgereiften Erwachsenen. Die Abbildungen zeigen typische Veränderungen, durch die aus einem Jungen ein Mann wird. Diese Phase dauert meistens vom 12. bis zum 18. Lebensjahr. Durch das Geschlechtshormon Testosteron entwickeln sich die männlichen Geschlechtsorgane, in denen die Spermien produziert werden. Männliche Hormone sind ebenfalls für die Entwicklung sekundärer

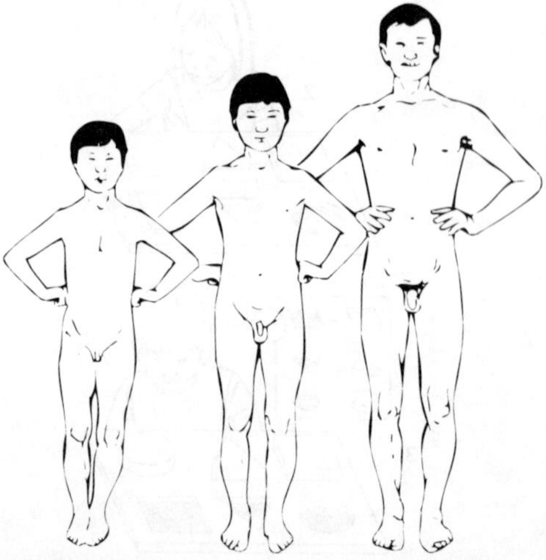

Geschlechtsmerkmale verantwortlich, wie: großes, muskulöses Äußeres, Bartwuchs, Brustbehaarung und eine tiefe Stimme. Vor der Pubertät sind bei Jungen Hodensack und Penis klein, und die Körperbehaarung fehlt. In der frühen Pubertät wachsen Hodensack, Penis und Schambehaarung. In der späteren Pubertät (15 - 18 Jahre) werden Penis und Vorsteherdrüse größer, Bartwuchs und Körperbehaarung nehmen zu, die Stimme wird tiefer, der Körper schwerer und größer und die Schultern breiter.

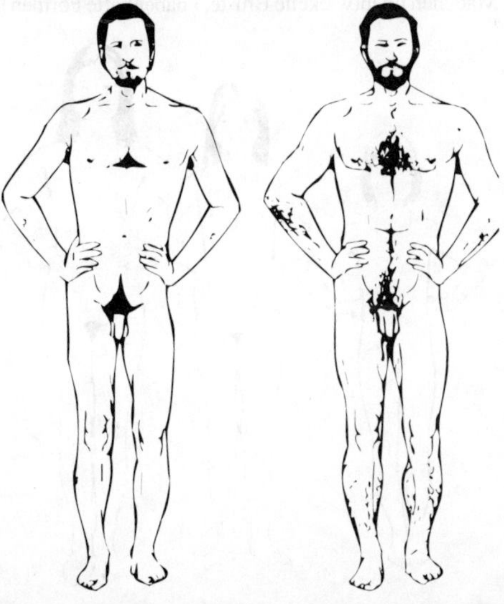

Pubertät bei Mädchen
Die Abbildungen zeigen typische Veränderungen, durch die ein Mädchen zu einer Frau wird. Diese Entwicklung kann beim Mädchen vom 11. bis zum 17. Lebensjahr dauern. Das Geschlechtshormon Östrogen bewirkt das Reifen der weiblichen Geschlechtsorgane und der Eizellen. Weibliche Hormone lösen die Entwicklung sekundärer Geschlechtsmerkmale aus: Brüste, breitere Hüften und abgerundete Körperkonturen. Vor der Pubertät haben Mädchen unentwickelte Brüste, knabenhafte Formen und

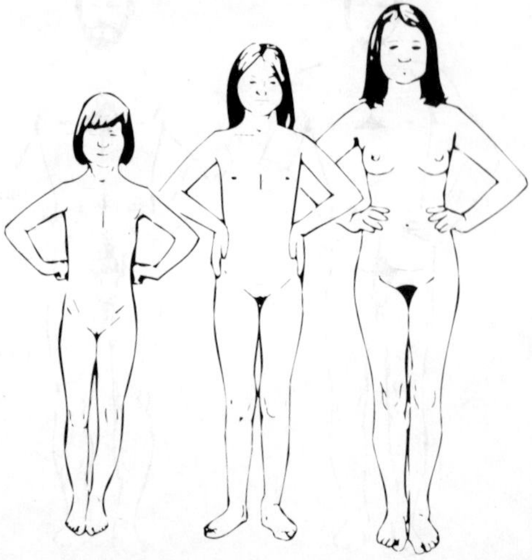

keine Körperbehaarung. In der frühen Pubertät werden die Scheidenwände dicker, eine Schambehaarung entsteht, die Menstruation tritt ein, und Brüste entwickeln sich. Das Becken wird breiter, Fettanlagerungen an der Hüfte und Körpergröße nehmen zu. In der späteren Pubertät (14-17) wird die Geschlechtsreife erreicht, die Schamhaare werden dichter, die Körperformen abgerundeter, und das Höhenwachstum endet. Die Entwicklung der Brüste und die Gewichtszunahme dauern bis Anfang 20 an.

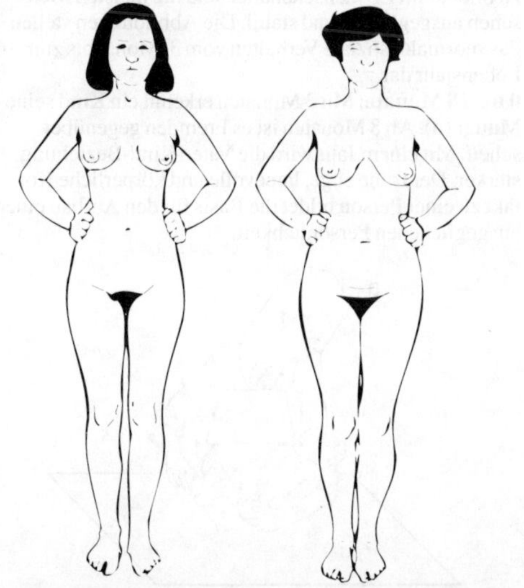

Soziale Entwicklung

Beim Heranwachsen erfahren Kinder Verhaltensumschwünge von ausgeglichen, lebhaft und kontaktfreudig bis labil, zurückgezogen und launisch. Eine frühe und liebevolle elterliche Zuwendung unterstützt jedoch die gesunde soziale Entwicklung. Viele Kinder ahmen die Eltern erst nach und lehnen sich dann in der Pubertät gegen sie auf. Schließlich wachsen sie heran, um selbst stabile Ehemann-Ehefrau- und Eltern-Kind-Beziehungen zu bilden. Im Erwachsenenalter sind die meisten Menschen ausgeglichen und stabil. Die Abbildungen stellen das ›normale‹ soziale Verhalten vom 3. Monat bis zum 16. Lebensjahr dar.

0 bis 18 Monate: Mit 3 Monaten erkennt ein Kind seine Mutter (**a**). Ab 8 Monaten ist es Fremden gegenüber scheu. Mit einem Jahr wird die Vater-Kind-Beziehung stärker. Der frühe enge, liebevolle und körperliche Kontakt zu einer Person bildet die Basis für den Aufbau einer ausgeglichenen Persönlichkeit.

a

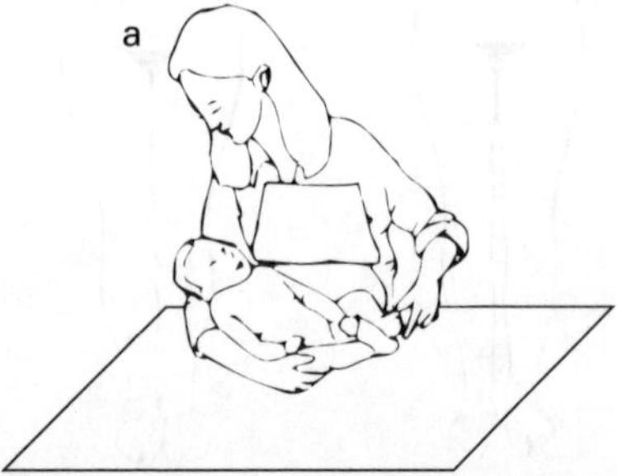

18 Monate bis 5 Jahre: Anfangs identifizieren sich Kinder mit den Eltern und ahmen sie nach (**b**). Die meisten Eltern halten ihre Kinder von zu großer Abhängigkeit und Wutausbrüchen ab. Mit 2 Jahren können Kinder noch nicht mit anderen spielen, aber mit 3 sind sie alt genug für den dafür nötigen Austausch.
5 bis 12 Jahre: Die meisten Kinder haben schon mit 5 einen besten Freund, aber Gruppenspiele werden zunehmend wichtiger (**c**). Kinder beginnen, anfangs angenommene elterliche Werte in Frage zu stellen.
Jugend: Das schnelle Wachstum und die Geschlechtsentwicklung verwirren junge Menschen. Dem Alter entsprechend helfen das Gruppenverhalten und Modetrends, eine Identität zu schaffen. Mit 16 beginnen viele Jugendliche ihre sexuellen Aktivitäten (**d**), das Verhältnis zu den Eltern wird reifer.

b

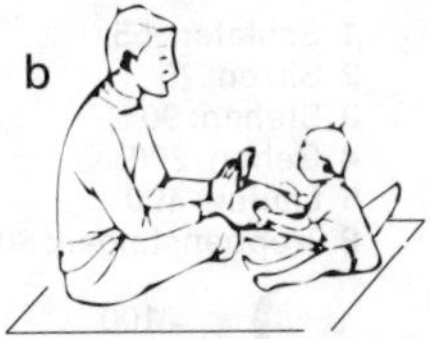

c

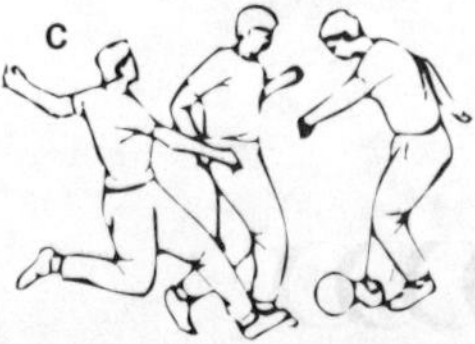

d

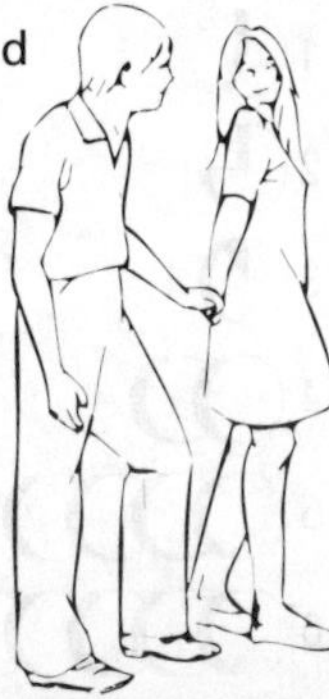

Notwendige Nahrung

Wir müssen essen, um leben zu können. Durch Nahrung erhält unser Körper Energie und Wärme sowie Stoffe für das Wachstum, die Erhaltung und zur Regeneration. Wissenschaftler messen den Energiewert der Nahrungsmittel in Kalorien. Unser Kalorienbedarf hängt von Alter, Geschlecht und Tätigkeitsbereich ab. Hier zeigen wir den täglichen Kalorienbedarf ›normaler‹ Männer und Frauen in gemäßigtem Klima.

Nahrungsmittel und Bewegung

Dargestellt ist der Kalorienbedarf pro Stunde einer Frau bei verschiedenen Tätigkeiten. (Der Kalorienbedarf eines Mannes wäre größer.)

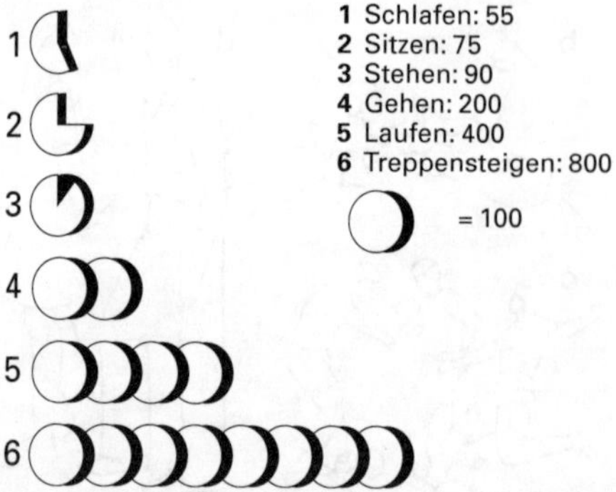

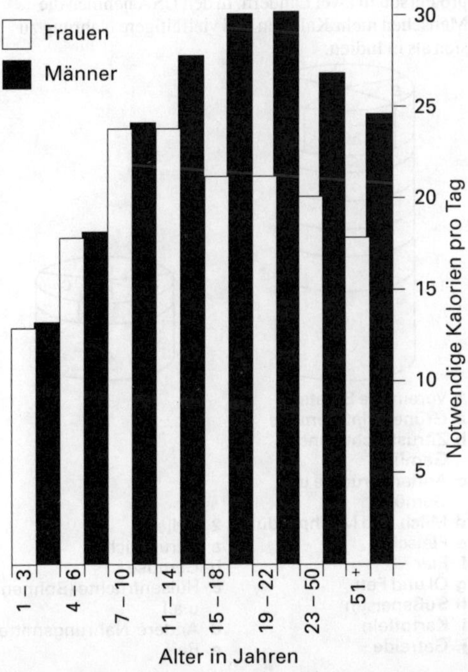
Frauen
Männer
30
25
20
15
10
5
Notwendige Kalorien pro Tag
1 – 3
4 – 6
7 – 10
11 – 14
15 – 18
19 – 22
23 – 50
51+
Alter in Jahren

Nahrungsaufnahme

Die Graphik vergleicht die durchschnittliche tägliche Kalorienaufnahme an verschiedenen Nahrungsmitteln pro Person in zwei Ländern. In den USA nehmen die Menschen mehr Kalorien und vielfältigere Nahrung zu sich als in Indien.

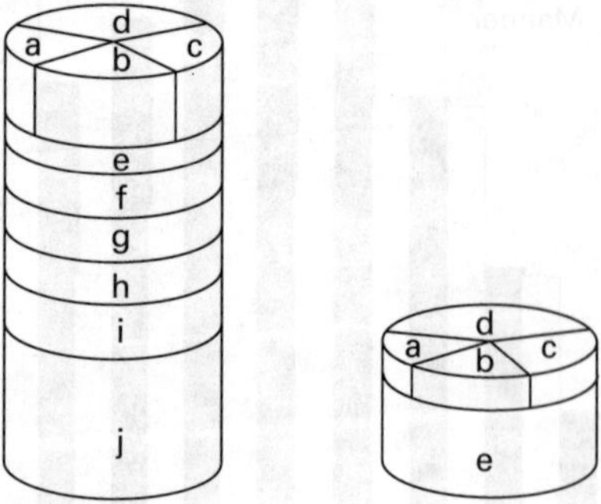

1 Vereinigte Staaten
a Grünes Blattgemüse
b Zitrusfrüchte und Gemüse
c Andere Früchte und Gemüse
d Milch und Milchprodukte
e Fleisch
f Eier
g Öl und Fett
h Süßspeisen
i Kartoffeln
j Getreide

2 Indien
a Zitrusfrüchte
b Gemüse
c Hülsenfrüchte (Bohnen u.a.)
d Andere Nahrungsmittel
e Reis

Nährstoffe der Lebensmittel

Durch Lebensmittel erhalten wir Proteine, Kohlenhydrate, Fette, Vitamine und Mineralstoffe.

1 Proteine bauen Körperzellen auf und erneuern sie. Fleisch, Fisch, Eier, Milch, Bohnen, Getreide und Nüsse sind reich an Proteinen.

2 Kohlenhydrate liefern Energie für den Schnellverbrauch. Hierzu gehören Zucker im Obst, Zuckerrohr und Zuckerrübe, die Stärke in Kartoffeln, Getreide und Gemüse.

3 Fette sind konzentrierte Energievorräte und vor allem in Butter, Margarine, Speiseöl, Fleisch und Eiern vorhanden.

4 Vitamine in kleinen Mengen helfen bei der Regelung chemischer Vorgänge im Körper. Verschiedene Vitamine kommen in Fetten und Ölen, in frischem Obst und Gemüse und anderem vor.

5 Mineralstoffe kommen reichlich in Milch, Käse, Fisch und in einigen grünen Gemüsesorten vor.

Gesunde Ernährung

Viele Ernährungswissenschaftler meinen, daß sich eine gesunde tägliche Ernährung aus den Lebensmitteln der hier dargestellten vier Gruppen zusammensetzt. (Die angegebenen Mengen beziehen sich auf Erwachsene.)

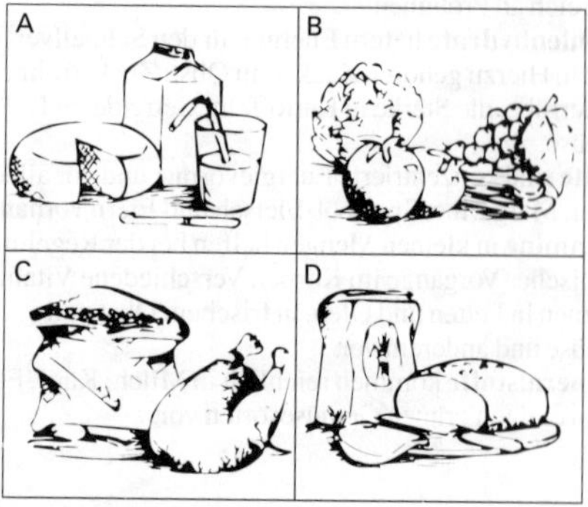

A Milch und Käse 2 oder mehr Tassen Milch
B Obst und Gemüse 4 oder mehr Portionen
C Fleisch und Hülsenfrüchte (Bohnen u.a.) 2 oder mehr Portionen
D Brot und Getreide 4 oder mehr Portionen

(Menschen mit bestimmten körperlichen Beschwerden benötigen eine spezielle Diät. Werden tierische Fette vermieden, muß auf die ausreichende Zufuhr von Vitamin D geachtet werden. Lactovegetarier, also alle, die Nahrungsmittel tierischer Herkunft gänzlich vermeiden, müssen darauf achten, daß ihre Nahrung genug an lebenswichtigen Aminosäuren enthält.)

Nahrungszufuhr und Ausscheidung
Hier ist die täglich nötige Zufuhr an Nahrung, Wasser und anderen für den Körper wichtigen Stoffen in Relation zu der Ausscheidung an Abprodukten für einen 70 kg schweren Mann angegeben. (Wasser ist kein Nahrungsmittel, sondern transportiert Stoffe durch den Körper und macht zwei Drittel des Körpergewichts aus. Sowohl feste als auch flüssige Nahrung enthält Wasser.)

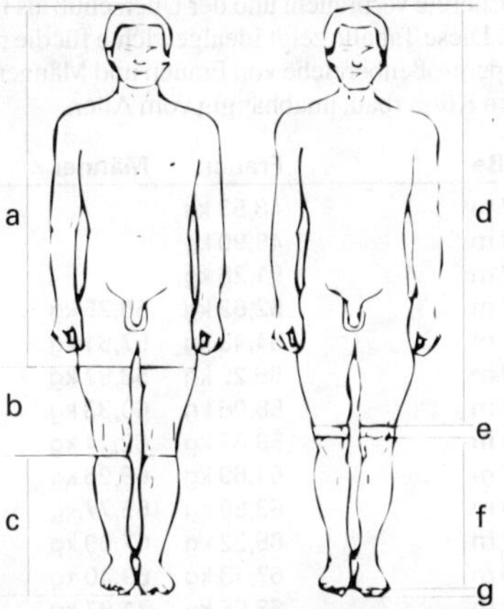

Zufuhr 3500 g
a Wasser 61,3%
b Nahrung 14,6%
c Sauerstoff 24,1%

Ausscheidung 3500 g
d Wasser 70,9%
e Feste Stoffe 1,7%
f Kohlendioxyd 25,9%
g Andere Stoffe 1,5%

Idealgewichte

Menschen, die nicht mehr essen, als ihr Körper benötigt, haben ein Idealgewicht, das je nach Geschlecht und Größe variiert. Oft nimmt das Gewicht im mittleren Alter zu, da die Menschen dieselben Nahrungsmengen wie früher zu sich nehmen, sich jedoch weniger bewegen. So wird weniger Energie verbraucht und der Überschuß als Fett angelagert. Diese Tabelle zeigt Idealgewichte für die normalen Körpergrößenbereiche von Frauen und Männern mit mittlerem Körperbau, unabhängig vom Alter.

Größe	Frauen	Männer
1,47 m	48,53 kg	
1,49 m	49,90 kg	
1,52 m	51,26 kg	
1,54 m	52,62 kg	56,25 kg
1,57 m	54,43 kg	57,61 kg
1,60 m	56,25 kg	58,97 kg
1,62 m	58,06 kg	60,33 kg
1,65 m	59,87 kg	62,14 kg
1,67 m	61,69 kg	63,96 kg
1,70 m	63,50 kg	65,77 kg
1,72 m	65,32 kg	67,59 kg
1,75 m	67,13 kg	69,40 kg
1,77 m	68,95 kg	71,67 kg
1,80 m	71,21 kg	73,48 kg
1,83 m		75,75 kg
1,85 m		77,56 kg
1,88 m		79,83 kg
1,90 m		82,10 kg

Körperhygiene

Durch Waschen wird der Körper gereinigt, er riecht angenehm, und Bakterien werden entfernt.

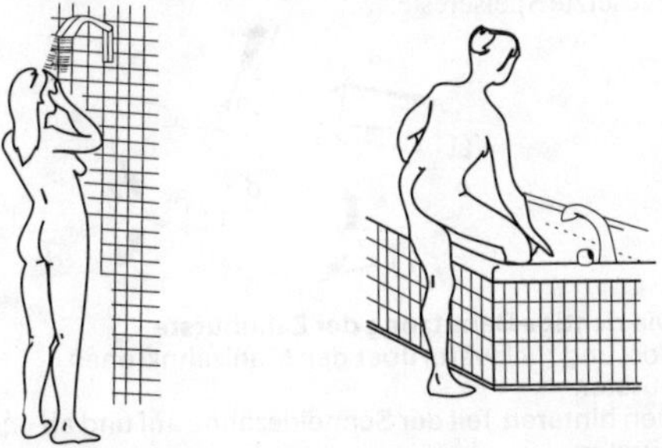

1 Händewaschen mit Seife und Wasser vor den Mahlzeiten und nach der Benutzung der Toilette beugt einer Verbreitung von Keimen vor, die ernsthafte Erkrankungen des Verdauungssystems verursachen können.
2 Das Waschen der Achselhöhlen, Genitalien und Füße beugt der Verbreitung von Bakterien vor, die Körpergeruch verursachen.
3 Duschen oder Baden säubert den Körper von Schmutz, getrocknetem Schweiß, alten, toten Hautschuppen und Bakterien, die Hautinfektionen hervorrufen können.
4 Haarewaschen mit Seife oder einem milden Shampoo und Wasser entfernt Schmutz und abgestorbene Hautpartikel, die Schuppen genannt werden.

Zähneputzen

Beim Zähneputzen werden Speisereste und Zahnbelag, eine von Süßspeisen gebildete weiche Ablagerung, die indirekt Zahn- und Zahnfleischverfall verursacht, entfernt. Zahnbürsten säubern die Zahnoberfläche; Zahnseide oder Zahnstocher entfernen zwischen den Zähnen festgesetzte Speisereste.

1

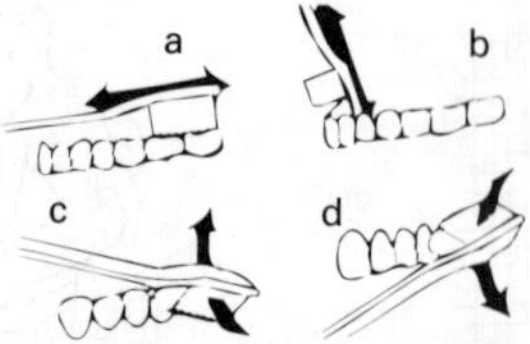

1 Die richtige Benutzung der Zahnbürste

a Vor- und rückwärts über den Mahlzahnkronen bürsten

b Den hinteren Teil der Schneidezähne auf und ab bürsten

c Untere Seitenzähne mit seitwärts gehaltener Bürste aufwärts reinigen

d Obere Seitenzähne nach unten bürsten

2

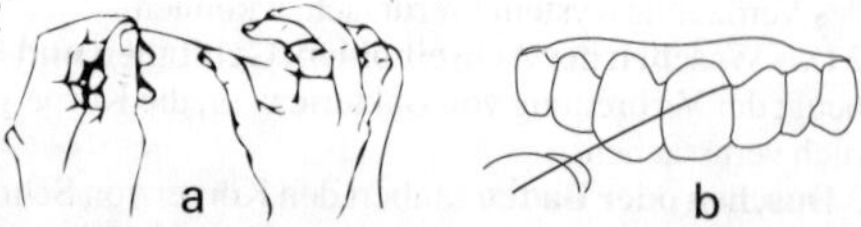

2 Benutzung von Zahnseide

a Etwa 5 cm abreißen

b Die Zahnseide wie eine Säge zwischen den Zähnen hindurchziehen, dabei werden Speisereste und Zahnbelag entfernt

Körperhaltung und Bewegung

Eine gute Haltung (**1**) zu haben bedeutet, daß sich die Schwerpunkte verschiedener Körperteile in einer senkrechten Linie anordnen (**a-g**). Dadurch werden die Muskeln um jedes Gelenk ausbalanciert, was dem Körper Stabilität und Elastizität verleiht.
Hat man im Stehen eine schlechte Körperhaltung (**2**), fallen die Schwerpunkte einiger Körperteile außerhalb des Hauptschwerpunktes im Becken (Hüftgürtel). Eine schlechte Körperhaltung entsteht häufig durch das Ausüben sitzender Tätigkeiten und Bewegungsmangel. Die Folge davon sind oft Muskelverspannungen, die Hauptursache von Rückenschmerzen.

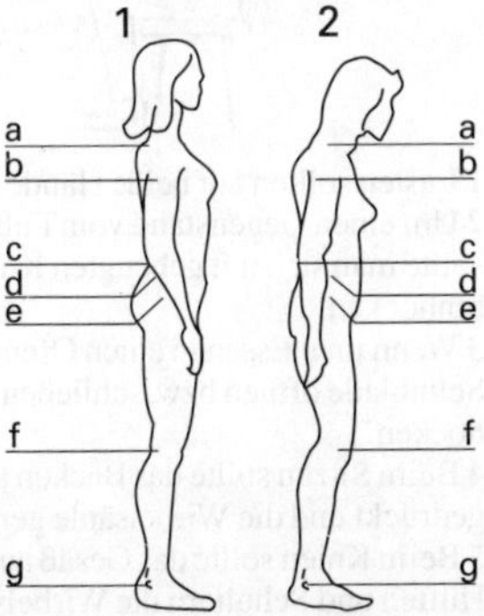

a Nacken
b Schultern
c Unterer Rücken
d Becken
e Hüftgelenke
f Kniegelenke
g Knöchelgelenke

Gute Körperhaltung
Für eine gute Körperhaltung sollte man bei jeder Tätigkeit stets an den Schwerpunktausgleich denken.

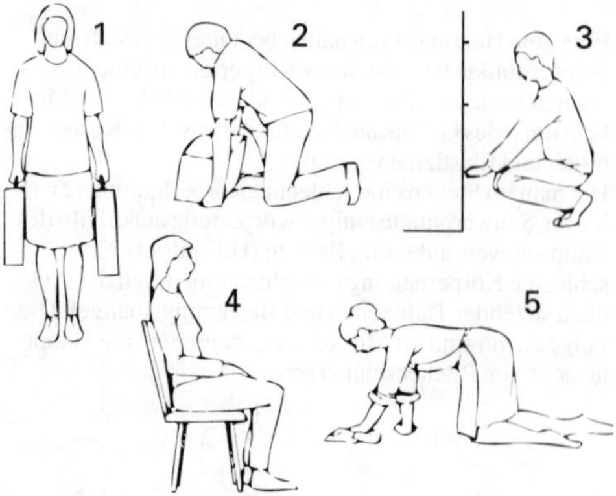

1 Lasten sollten auf beide Hände verteilt werden.
2 Um einen Gegenstand vom Fußboden aufzuheben, sollte man sich mit gebeugten Knien und geradem Rücken hinhocken.
3 Wenn man Essen in einen Ofen schiebt oder eine untere Schublade öffnen bzw. schließen will, sollte man sich hinhocken.
4 Beim Sitzen sollte das Becken an die Stuhllehne gedrückt und die Wirbelsäule gerade sein.
5 Beim Knien sollte das Gesäß aufgerichtet werden, damit Hüften und Schultern die Wirbelsäule abstützen.

Fitneß

Die Leistungsfähigkeit des Körpers hängt von seiner Fitneß ab. Menschen, die in Form sind, erfüllen ihre täglichen Aufgaben und haben auch danach noch Energie übrig. Fitneß schließt fünf Faktoren ein (einige zählen auch Wendigkeit, Ausgewogenheit, Koordination und Geschwindigkeit dazu).

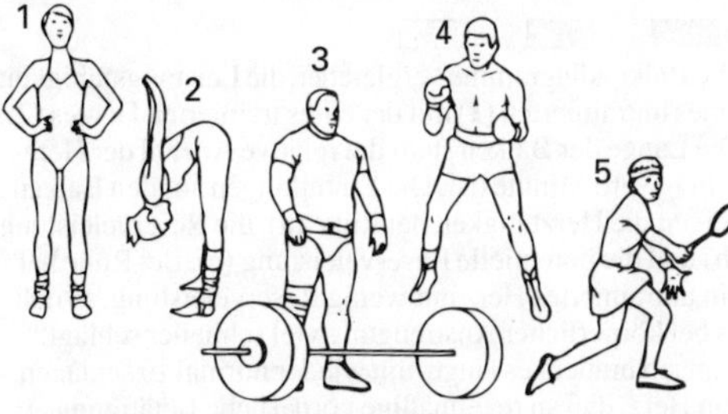

1 Körperbeschaffenheit: Fettgehalt, Proportionen, Körperform und das Verhältnis Gewicht/Größe (teilweise ererbt, teilweise von Ernährung und Training abhängig)
2 Gelenkigkeit: Bereich der Gelenkbeweglichkeit
3 Kraft: Die Muskelkraft kann zum Heben von Gewichten und zur Ausführung verschiedener anderer Bewegungen genutzt werden
4 Ausdauer der Muskeln: Wie lange bestimmte Muskeln betätigt werden können, bevor eine Ermüdung einsetzt
5 Herz-Kreislauf- und Atmungs-Fitneß: Die Fähigkeit von Herz und Lungen, Muskeln mit Sauerstoff zu versorgen und Abprodukte zu entfernen. HK-Fitneß ist wohl der wichtigste Faktor.

Das trainierte Herz

Bei Bewegung erhöht sich die Herz-Lungen-Tätigkeit, damit der zusätzliche Blut- und Sauerstoffbedarf der Muskeln gedeckt wird.

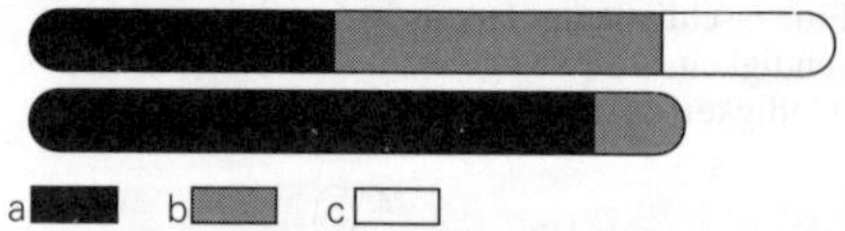

Die Balkendiagramme vergleichen die Leistungsfähigkeit eines untrainierten (**1**) mit der eines trainierten Herzes (**2**). Die Länge der Balken stellt die relative Anzahl der Herzschläge pro Minute dar. Die Einteilungen auf den Balken zeigen die Herztätigkeit bei Ruhe (**a**), die Reserveleistung (**b**) und die potentielle Reserveleistung (**c**). Bei Ruhe hat ein untrainiertes Herz nur wenig Reserveleistung, so daß es bei körperlicher Anstrengung viel schneller schlägt. Danach braucht es lange, um wieder normal zu schlagen. Ein Herz, daß an regelmäßige körperliche Betätigung gewöhnt ist, wird kräftiger, größer und leistungsfähiger. Es pumpt bei jedem Herzschlag mehr Blut und schlägt langsamer als ein untrainiertes Herz. Außerdem hat es eine große Leistungsreserve und schlägt nach einer Belastung in kurzer Zeit wieder normal.

Der Puls

Die Länge der Balken vergleicht den Puls von drei Sportlern im Ruhezustand mit dem einer untrainierten Person, die eine sitzende Tätigkeit ausführt.

1 Sprinter: 66 Schläge/Minute
2 Langstreckenläufer: 45 Schläge/Minute
3 Marathonläufer: 40 Schläge/Minute
4 Person in sitzender Tätigkeit: 84 Schläge/Minute

1 [redacted]
2 [redacted]
3 [redacted]
4 [redacted]

Der Herz-Kreislauf-Fitneßtest

Gesunde Menschen zwischen 10 und 69 Jahren können ihre Herz-Kreislauf-Fitneß durch Auf- und Absteigen an einer 20 cm hohen Stufe oder Bank prüfen.

Der Test beinhaltet vier Schritte:

a Setzen Sie den linken Fuß auf die Treppe.

b Setzen Sie den rechten neben den linken Fuß.

c Steigen Sie mit dem linken Fuß wieder ab.

d Steigen Sie mit dem rechten Fuß ab.

Wiederholen Sie diese Bewegungen 24 Mal in der Minute, drei Minuten lang. Warten Sie eine Minute und messen Sie dann Ihren Puls. Zählen Sie die Herzschläge 30 Sekunden lang, dann multiplizieren Sie die Zahl mit zwei und prüfen Sie Ihre Leistungsfähigkeit:

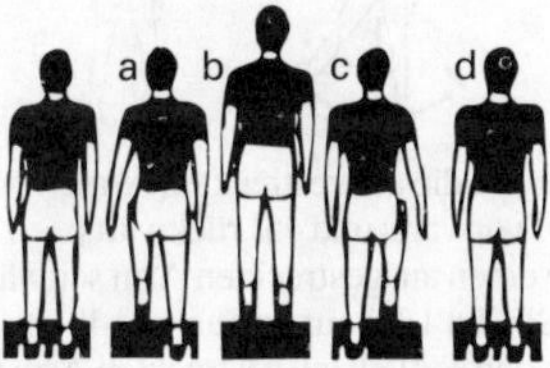

Leistungsfähigkeit	**Männer**	**Frauen**
Ausgezeichnet	–68	–76
Gut	68–79	76–85
Überdurchschnittlich	80–89	86–94
Unter dem Durchschnitt	90–99	95–109
Sehr schlecht	100+	110+

Prüfung der Beweglichkeit

›Wer rastet, der rostet.‹ Normal trainierte Menschen können die Beweglichkeit von Schultern, Ellenbogen, Hüfte und Nacken anhand der auf den Abbildungen dargestellten Übungen überprüfen. Die Pfeile zeigen den normalen Bewegungsbereich. (Für andere Gelenke sind andere Tests nötig.)

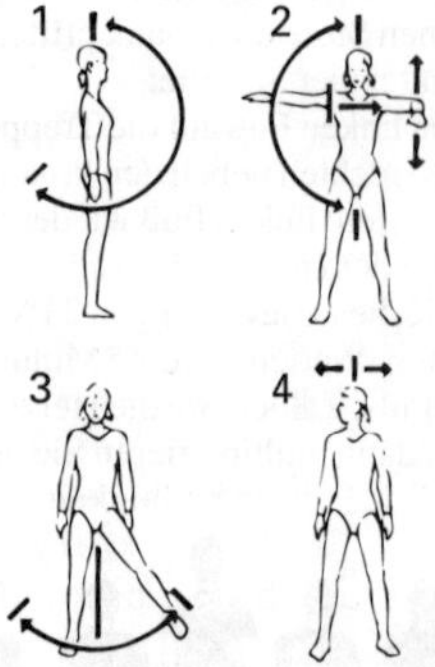

1 Schwingen Sie die ausgestreckten Arme von den Schultern aus 180° vorwärts und 45° rückwärts.
2 Halten Sie einen ausgestreckten Arm seitwärts und schwingen Sie ihn 180° auf und ab und 40° nach vorn. Winkeln Sie den seitlich ausgestreckten Arm am Ellenbogen ab und schwingen Sie den Unterarm vorwärtsgerichtet auf und ab.
3 Schwingen Sie ein ausgestrecktes Bein 45° nach außen und 40° in die entgegengesetzte Richtung.
4 Drehen Sie den Kopf um 90° nach rechts und links.

Überprüfung der Kraft
Die Kraft der wichtigsten Muskelgruppen kann in sechs Turnübungen geprüft werden. Um sie durchzuführen, ist nur wenig Übung nötig. Die Wiederholungen könnten schon schwieriger sein, aber ›Übung macht den Meister‹.

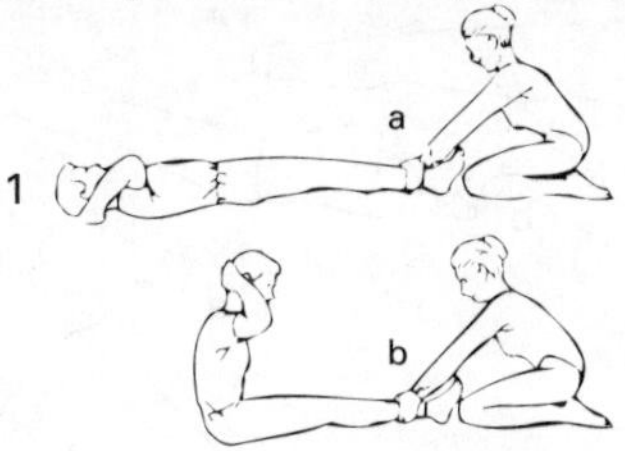

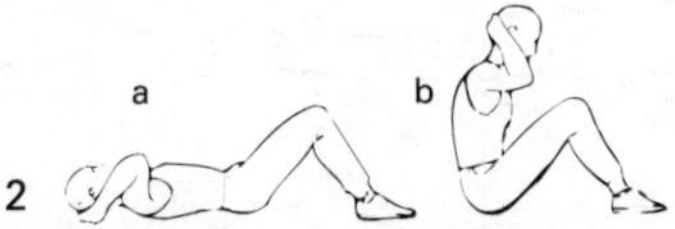

1 Bauch und Lenden- (Rückgrat-Oberschenkel verbindende) Muskeln
a Legen Sie sich auf den Rücken, die Hände hinter dem Kopf verschränkt, und lassen Sie sich die Füße von einem Freund halten oder klemmen Sie die Füße unter eine niedrige Kante.
b Setzen Sie sich mit entspanntem Rücken auf.
2 Bauchmuskeln
a Legen Sie sich mit angewinkelten Knien auf den Rükken, die Füße auf dem Boden.
b Richten Sie sich mit hinter dem Kopf verschränkten Händen auf.

3 Lenden und unteres Abdomen
a Legen Sie sich auf den Rücken, die Beine ausgestreckt.
b Heben Sie die Fersen bei zusammengepreßten Beinen für 10 Sekunden 25 cm hoch.

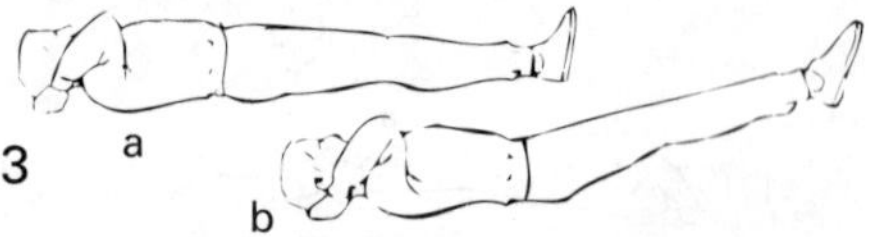

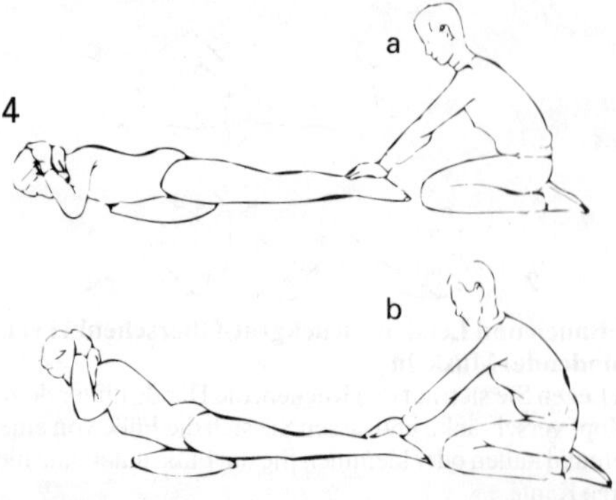

4 Obere Rückenmuskeln
a Legen Sie sich auf den Bauch, die Hände hinter dem Kopf verschränkt. Ein Kissen sollte Hüften und Bauch abstützen und jemand Ihre Füße nach unten drücken.
b Heben Sie Kopf und Brustkorb und bleiben Sie zehn Sekunden in dieser Lage.

5 Untere Rückenmuskeln

a Nehmen Sie die Position von Abbildung **4a** ein, diesmal die Arme unter dem Kopf. Jemand sollte den Rücken herunterdrücken.

b Heben Sie die gestreckten Beine an und bleiben Sie für 10 Sekunden in dieser Position.

5

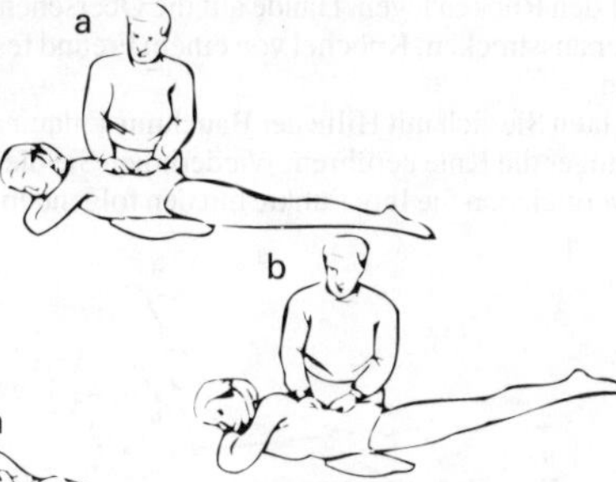

6

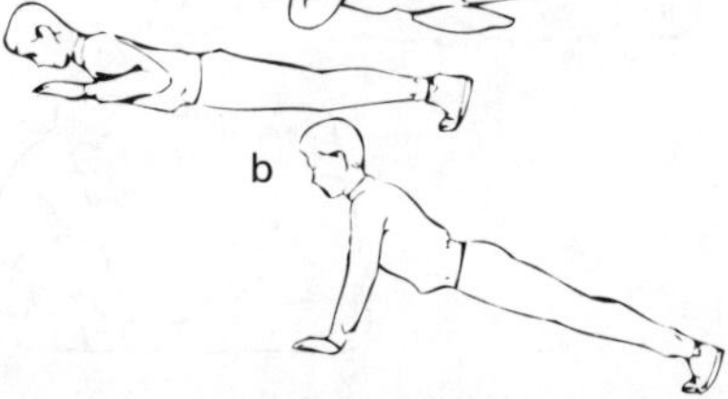

6 Brust, Schulter und Trizeps

a Flach auf den Boden legen und mit den Händen abstützen.

b Beim Liegestütz müssen Beine und Körper in einer Ebene liegen.

Ausdauer der Muskeln
Die Ausdauer der Muskeln ist deren Fähigkeit, eine gewisse Zeit tätig zu sein, ohne zu ermüden. Beim Rumpfbeugen, Hockliegestütz und Liegestütz können Sie verschiedene Muskeln testen.

1 Rumpfbeugen
a Auf den Rücken legen, Hände auf die Oberschenkel, Finger ausstrecken, Knöchel von einem Freund festhalten lassen.
b Richten Sie sich mit Hilfe der Bauchmuskulatur auf, bis die Finger die Knie berühren. Wiederholen Sie die Übung und vergleichen Sie Ihre Punkte mit den folgenden Zahlen.

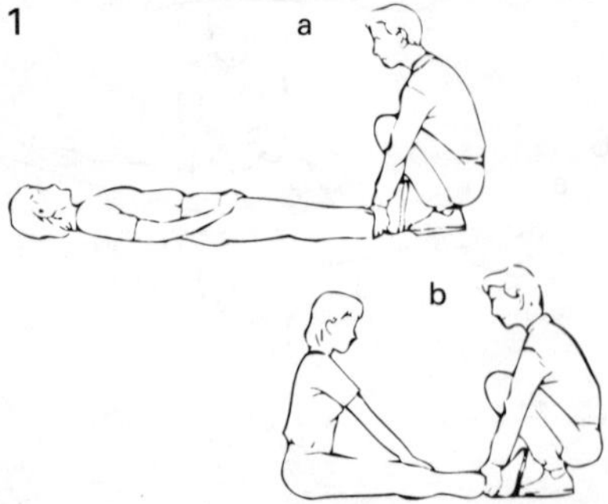

Punkte	Männer	Frauen
Ausgezeichnet	75+	35
Sehr gut	50	25
Gut	30	15
Durchschnittlich	20	10
Schlecht	10	5

2 Hockliegestütz

a Stehen Sie ruhig und gerade.

b Gehen Sie in die Hocke, den Körper vorgebeugt und die ausgestreckten Handflächen an den Boden gepreßt.

c Stützen Sie sich auf die ausgestreckten Arme und strekken Sie ihre Beine nach hinten aus. Gehen Sie wieder in die Hocke und zurück in den Stand. Versuchen Sie, die Übung zehnmal zu wiederholen.

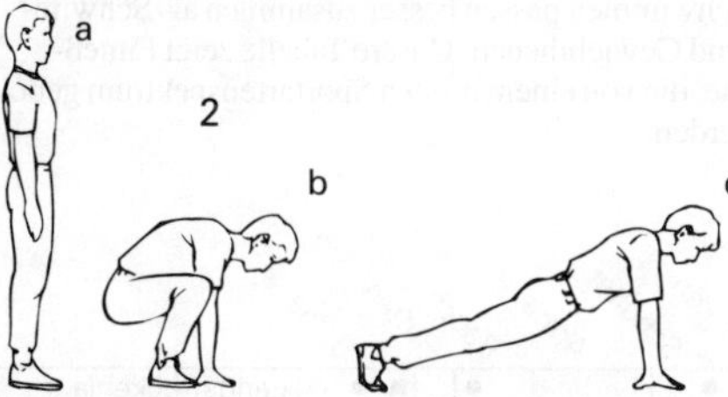

3 Liegestütz

a Legen Sie sich auf den Bauch, die Zehen eingebogen und die Handflächen unter den Schultern.

b Richten Sie sich auf, indem Sie die Ellenbogen strecken, und halten Sie Körper und Beine auf einer Ebene. Gehen Sie in Ihre Ausgangslage zurück und wiederholen Sie die Übung, sooft Sie können. (Mit der Zeit wird es leichter.)

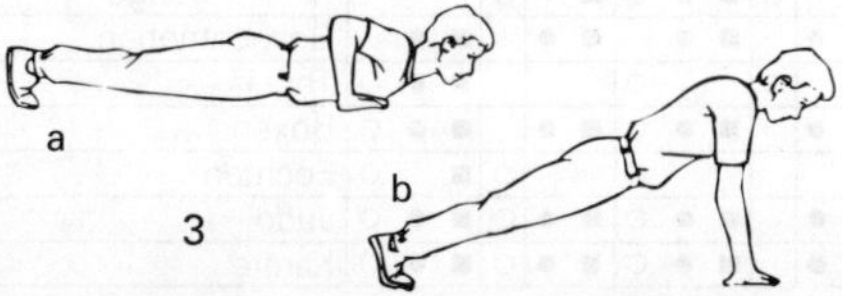

Sport und Fitneß

Einige Sportarten eignen sich für die Entwicklung bestimmter Körperpartien besser als andere. Abhängig vom Alter und dem allgemeinen Gesundheitszustand, ist das Betreiben mehrerer Sportarten für die meisten Menschen eine gute Möglichkeit, ihre Fitneß zu steigern und dabei nicht nur eine Muskelgruppe aufzubauen. Nicht alle Sportarten ergänzen sich gegenseitig gleich gut. Laufen und Schwimmen passen besser zusammen als Schwimmen und Gewichtheben. Unsere Tabelle zeigt Fitneßaspekte, die von einem breiten Sportartenspektrum geboten werden.

	Rücken	Schulter	Arme	Bauch	Hüften	Beine	
△	●			●		■ ● ○	Langstreckenlauf
△	■ ●	○	■ ● ○	■ ●	○	■ ● ○	Schwimmen
△	●		■ ●	●		■ ●	Wasserski
	■		○	■	○	■ ○	Turnen: Balken
	■	○	■ ● ○	■	○	■ ○	Boden
	■		■ ● ○	■	○		Seitpferd
	■	○	■ ● ○	■			Reck
	■	○	■ ○	■	○	○	Barren
	■	○	■ ● ○	■	○		Ringe
	■ ●		■ ●	■ ●		■ ●	Gewichtheben
△		○	○			■ ● ○	Tennis
△	■ ●		■ ● ○	■ ●		■ ● ○	Boxen
△			○		○	■ ○	Fechten
△	■ ●		■ ● ○	■ ●	○	■ ● ○	Judo
△	■ ●		■ ● ○	■ ●	○	■ ● ○	Karate

- △ Herz-Kreislauf-Fitneß
- ■ Kräftigung der Muskeln
- ● Ausdauer der Muskeln
- ○ Beweglichkeit

	Rücken	Schulter	Arme	Bauch	Hüften	Beine	
			○			■ ● ○	Tauziehen
△	■ ●	○	■ ● ○	■ ●	○	■ ● ○	Ringen
		○	○			○	Baseball
△						■ ● ○	Basketball
		○	○			○	Cricket
△	●		○		○	■ ● ○	Hockey
△		○	■ ● ○			■ ● ○	Lacrosse
△	■ ●		■	■	○	■ ●	Football
△		○		■	○	■ ● ○	Federball
△	■		■		○	■ ●	Eishockey
△			■			■ ● ○	Rugby
△						■ ● ○	Fußball
△	■	○	■ ● ○			■ ● ○	Handball
△		○	■ ● ○			■ ●	Volleyball
△		○	■ ●			●	Wasserball

Der Schlaf

Der Schlaf ist ein Ruhezustand, in dem wir die Umwelt nicht bewußt wahrnehmen. Muskeln entspannen sich, Atmung und Herzschlag werden langsamer. Während man schläft, erholt sich das Nervensystem. Ohne Schlaf läßt die Energie und Konzentrationsfähigkeit nach, und der Mensch wird reizbar.

Im orthodoxen (passiven) Schlaf, der 75% des gesamten Schlafes ausmacht, ist der Körper entspannt. Während der 25% paradoxem (aktivem) Schlaf träumt man.

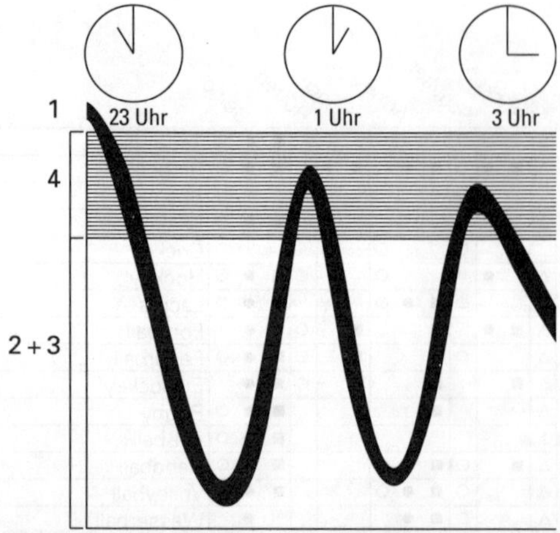

1 Bewußtsein: Wir nehmen unsere Umwelt wahr.
2 Leichter orthodoxer Schlaf: Wir sind uns der Umgebung nicht bewußt.
3 Tiefer orthodoxer Schlaf: Der Aufbau und die Erholungsprozesse des Körpers erreichen ihren Höhepunkt.
4 Paradoxer oder REM-Schlaf (Rapid Eye Movement-rasche Augenbewegung): Atmung und Herzschläge werden unregelmäßig, unter den geschlossenen Lidern bewegen sich die Augen, die Hirnaktivität nimmt zu, und wir träumen. In acht Stunden Schlaf gibt es drei bis vier REM-Phasen.

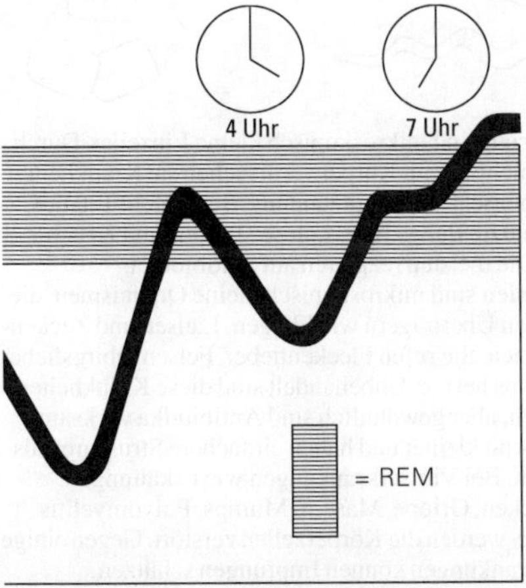

Krankheitserreger

Viele Krankheiten entstehen, wenn winzige Organismen in den Körper eindringen und den normalen Ablauf der Vorgänge im Körper oder in den Organen stören. Wir zeigen Beispiele aus den sechs Hauptgruppen der Krankheitserreger (vielfach vergrößert).

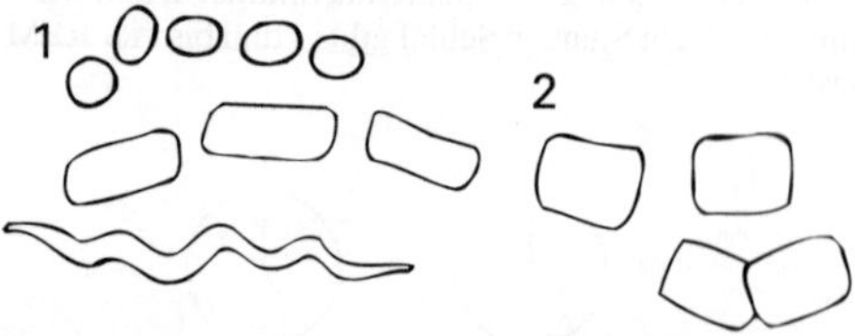

1 Bakterien sind mikroskopisch kleine Einzeller. Durch ihre Vermehrung im Körper verursachen sie Krankheiten wie Diphterie, Lungenentzündung, Scharlach, Tetanus, Mandelentzündung, Tuberkulose, Typhus und Keuchhusten. Die meisten reagieren auf Antibiotika.

2 Rikettsien sind mikroskopisch kleine Organismen, die bei einigen Überträgern wie Fliegen, Läusen und Zecken vorkommen. Sie rufen Fleckenfieber, Felsengebirgsfieber und Typhus hervor. Unbehandelt sind diese Krankheiten oft tödlich, aber gewöhnlich sind Antibiotika wirksam.

3 Viren sind kleiner und haben einfachere Strukturen als Bakterien. Bei Viruserkrankungen wie Erkältungen, Windpocken, Grippe, Masern, Mumps, Polyomyelitis und AIDS werden die Körperzellen zerstört. Gegen einige Viruserkrankungen können Impfungen schützen.

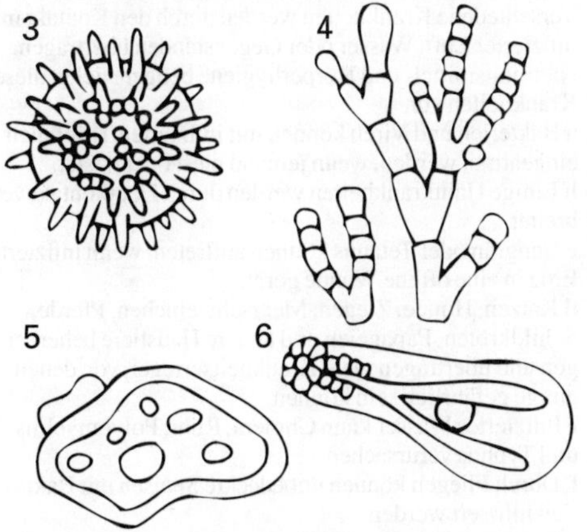

4 Pilze sind nichtgrüne, pflanzenartige Organismen. Einige der winzigen Pilze können Fußpilz, Scherpilzflechten und bestimmte Lungenerkrankungen verursachen. Zu ihrer Bekämpfung benutzt man Fungizide.
5 Einzellige Parasiten (Schmarotzer) sind Organismen, die den Körper befallen. Durch sie können z.B. Amöbenruhr, Malaria und Schlafkrankheit verursacht werden.
6 Vielzellige Parasiten sind Tiere, die sich von oder in unserem Körper ernähren. Dadurch entsteht eine Reizung oder Krankheit. Äußere Parasiten sind Fliegen, Läuse und Zecken. Innere Parasiten sind Faden- und Bandwürmer. Die meisten Parasiten können bekämpft werden.

Wie Krankheiten verbreitet werden

Verschiedene Krankheiten werden durch den Kontakt mit infizierter Luft, Wasser oder Gegenständen übertragen. Nahrungsmittel- und Körperhygiene beugen vielen dieser Krankheiten vor.

a Bakterien und Viren können mit infizierten Tröpfchen eingeatmet werden, wenn jemand niest oder hustet.

b Einige Hautkrankheiten werden durch Hautkontakt verbreitet.

c Gangrän oder Tetanus können auftreten, wenn infizierte Erde in eine offene Wunde gerät.

d Katzen, Hunde, Ziegen, Meerschweinchen, Pferde, Schildkröten, Papageien und andere Haustiere beherbergen und übertragen viele Krankheitserreger, von denen einige gefährlich sein können.

e Infiziertes Wasser kann Cholera, Ruhr, Polyomyelitis und Typhus verursachen.

f Durch Fliegen können unbedeckte Speisen mit Bakterien infiziert werden.

g Bestimmte Insektenbisse oder -stiche verursachen Krankheiten.

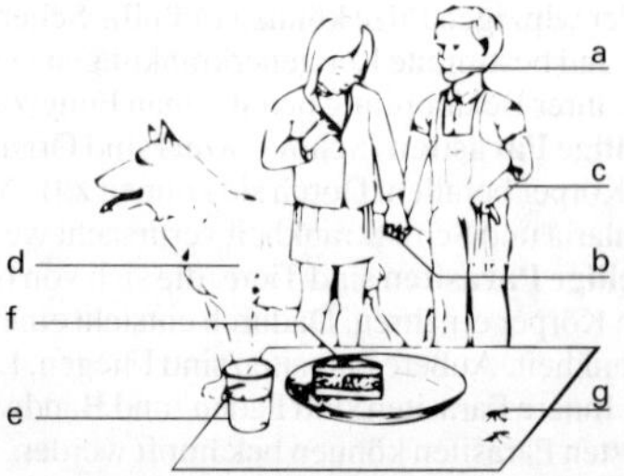

Tumore

Tumore sind anormale Schwellungen, die entstehen, wenn die Teilung und Vermehrung von Zellen außer Kontrolle gerät. Sie können beinahe in jedem Körperbereich auftreten. Gutartige Tumore (z.B. Warzen) wachsen langsam, können sogar ganz aufhören zu wachsen und sind gewöhnlich harmlos. Bösartige Tumore (Krebsarten) verbreiten sich unaufhaltsam in den Geweben des Körpers, wenn sie nicht rechtzeitig durch Chemotherapie oder Bestrahlung abgetötet oder operativ entfernt werden. Vier Längsschnitte zeigen den Wachstumsunterschied von normalen und bösartigen Körperzellen.

1 Normales Körpergewebe
2 Verletztes Körpergewebe
3 Normale Zellerneuerung
4 Bösartiger Tumor in normalem Gewebe
5 Bösartiger Tumor beim Ausbreiten in benachbartes Gewebe

2

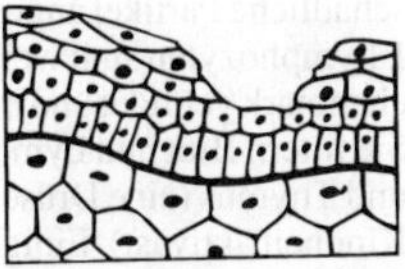

1

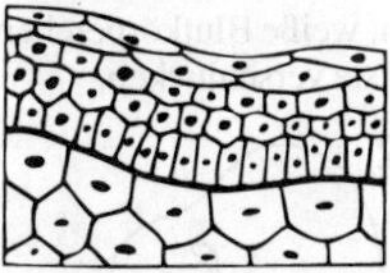

3

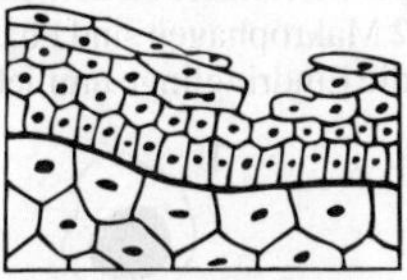

4

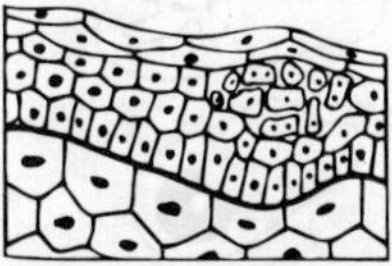

5

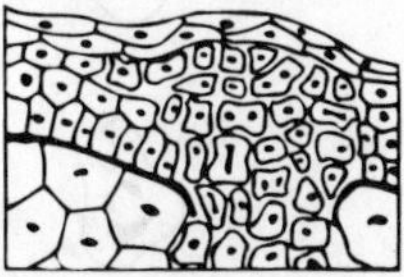

Abwehrkräfte

Der Körper hat eine Reihe von Abwehrkräften, um sich gegen eindringende Keime und Giftstoffe zu schützen. Zum einen sind die Körperöffnungen mit Haut und Schleimhäuten ausgekleidet, die keimtötende Stoffe produzieren (z.B. die Mandeln im Mund). Nur wenige Krankheitserreger schaffen es, diese Schranken zu durchbrechen oder in der Salzsäure des Magens zu überleben. Die wichtigsten inneren Abwehrkräfte des Körpers sind die weißen Blutkörperchen. Diese verschlingen Krankheitserreger oder bilden Antikörper: Substanzen, die schädliche Partikel angreifen.

1 Lymphozyten sind weiße Blutkörperchen, die im Knochenmark gebildet und mit dem Blut transportiert werden. Sie filtern Blut und Lymphe in Leber, Lymphknoten, Milz und Thymus (eine Drüse im Brustkorb, die während der Kindheit aktiv ist). Einige Lymphozyten stellen Antikörper her, andere steuern ihre Produktion.

2 Makrophagen sind Phagozyten: weiße Blutkörperchen, die Eindringlinge umfließen und sie verschlucken.

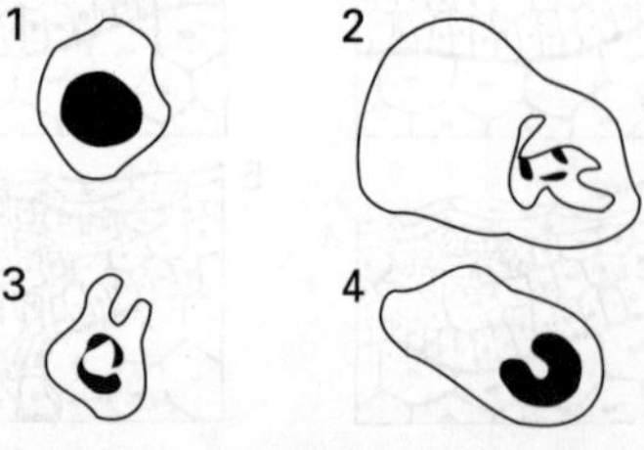

3 Neutrophile sind ebenfalls Phagozyten.
4 Monozyten sind eine dritte Art von Phagozyten.
5 Antikörper (nicht dargestellt) sind zirkulierende Proteine, die dabei helfen, Eindringlinge unschädlich zu machen. Sie heften sich an die Proteinhülle der Bakterien und Viren. Defensive Proteine, Komplemente genannt, umhüllen die Fremdstoffe, und Phagozyten verzehren sie. Jeder Antikörper ist immer nur gegen ein Antigen wirksam. Neue Antigene regen die Lymphozyten zur Bildung neuartiger Antikörper an, die einem Immunität verleihen, die das ganze Leben lang anhalten kann. Antikörper greifen jede unbekannte Substanz an. Deswegen sind spezielle Medikamente nötig, um zu vermeiden, daß sich der Körper gegen transplantierte Organe wehrt.

Wirkungsweise der Phagozyten

Die drei Zeichnungen zeigen eine Phagozyte (a), die ein Bakterium (b) angreift und zerstört.

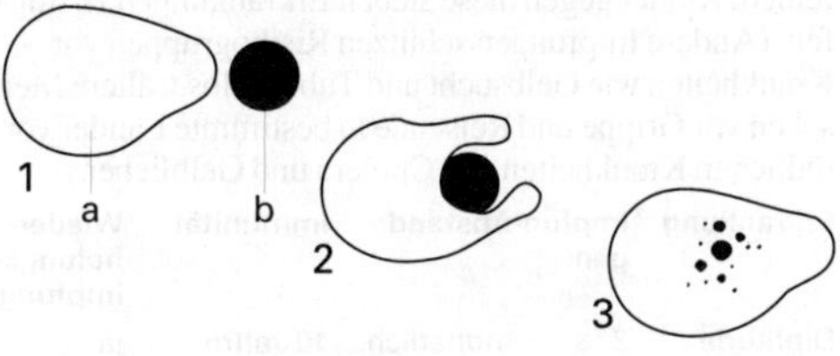

1 Phagozyte und Bakterium
2 Phagozyte beim Auffangen eines Bakteriums
3 Im Phagozyteninneren wird das Bakterium aufgelöst

Immunisierung
Immunisierung bedeutet das Verabreichen von Impfstoffen oder Seren, um den Körper vor Krankheiten zu schützen.
Aktive Immunisierung ist die Verabreichung eines Impfstoffes, der zur Bildung von körpereigenen Antikörpern anregt. Das kann zu einer lebenslangen Immunität gegen die Krankheit führen.
Passive Immunisierung heißt, ein Serum mit fertigen Antikörpern zu verabreichen, die sofort, aber nur kurz wirksam sind.
Die Immunisierung gegen eine Krankheit wird in einer oder mehreren Dosen (gewöhnlich Impfungen) vorgenommen. Diphterie, Keuchhusten und Tetanus können in einer Impfung miteinander kombiniert werden. Die Häufigkeit, mit der verschiedene Impfstoffe in den Körper eingebracht werden müssen, ist unterschiedlich. In der unteren Tabelle wird das für verschiedene Krankheiten verdeutlicht (einige Impfstoffe können seltener gespritzt werden). Ärzte empfehlen, Kinder gegen diese sieben Erkrankungen zu impfen. (Andere Impfungen schützen Risikogruppen vor Krankheiten wie Gelbsucht und Tuberkulose; ältere Menschen vor Grippe und Reisende in bestimmte Länder vor tödlichen Krankheiten wie Cholera und Gelbfieber.)

Erkrankung	Impfungen	Abstand	Immunität	Wiederholungsimpfung
Diphterie	3	monatlich	10 Jahre	ja
Röteln	1		lang	nein
Masern	3	monatlich	lebenslang?	nein
Mumps	2	wöchentlich	lebenslang?	nein
Poliomyelitis	3 (oral)	monatlich	lebenslang?	nein
Tetanus	3	monatlich	variabel	ja
Keuchhusten	3	monatlich	10 Jahre	ja

Wie Schnittwunden heilen

In vier Abbildungen wird die Heilung einer Schnittwunde gezeigt, die sich durch die Oberhaut (**a**) und die Unterhaut (**b**) zieht.

1 Frische Schnittwunde. Die Blutgefäße (**c**) ziehen sich zusammen, damit die Blutung gestoppt und das Eindringen von Bakterien in den Körper verhindert wird. Inzwischen erzeugen blutgerinnende Substanzen eine fadenförmige Struktur, die die Wunde zu schließen beginnt.

2 Erster Tag. Fremdkörper in der Wunde werden von weißen Blutkörperchen (**d**) vernichtet, und die Zellen der Oberhaut beginnen sich von allen Seiten zu vermehren.

3 Zweiter Tag. Schorf (**e**) verschließt die Wunde. Unter ihm vereinigen sich die von beiden Seiten wachsenden Oberhautzellen und bilden eine neue Oberhaut.

4 Nach einer Woche. Der Schorf ist abgefallen und eine neue glatte Hautfläche wird sichtbar.

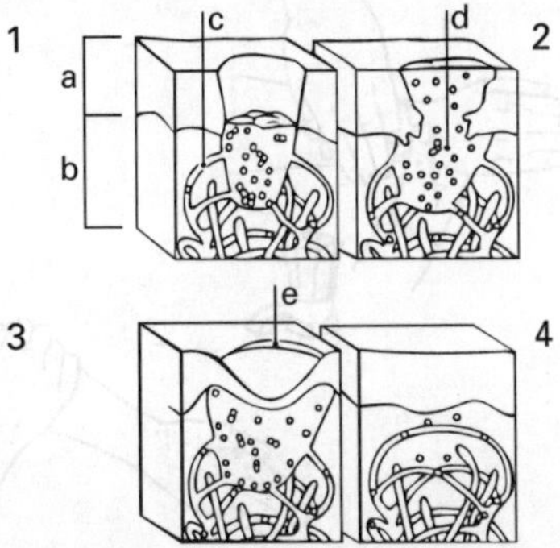

Kleine Erste Hilfe

Wir zeigen zwei einfache Behandlungen für blutende Schnittwunden und kleine Brandwunden.

1 Wenn die Blutung einer Wunde nicht aufhört, pressen Sie ein gefaltetes, sauberes Tuch auf die Wunde. Blutet die Wunde weiter, geben Sie mehr Verbandmaterial hinzu. Der verwundete Körperteil muß ruhiggehalten werden. Die Blutung eines Körpergliedes ohne Knochenbruch wird vermindert, indem der Körperteil höher als der übrige Körper gehalten wird.

2 Lassen Sie für einige Minuten kaltes Leitungswasser über die Brandwunde fließen. Waschen und trocknen Sie die Wunde vorsichtig mit sauberen Händen, falls sie verschmutzt ist. Wenn Blasen entstehen, decken Sie die Wunde mit sterilem (nicht fusselndem) Verbandsmaterial ab.

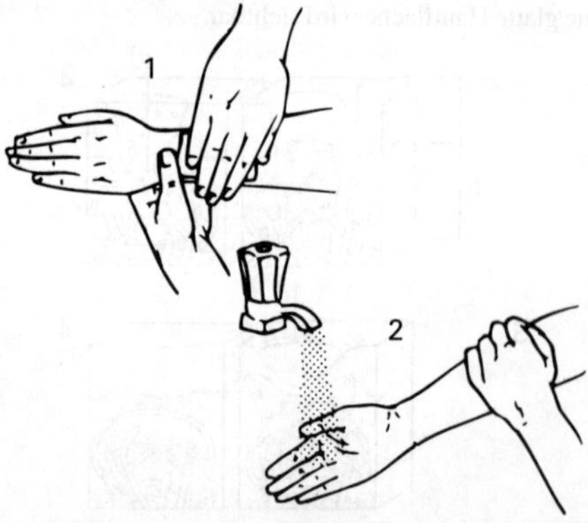

Knochen und Gelenke

Knochenbrüche
Frakturen sind Knochenbrüche. Sie sind bei älteren Menschen häufiger, da deren Knochen spröder sind.
Wir zeigen fünf Arten eines Knochenbruchs:
1 Grünholzbruch (kein vollständiger Bruch)
2 Einfach (sauberer Bruch ohne Hautschäden)
3 Offen (Knochenbruch mit offener Wunde)
4 Trümmerbruch (zerschmetterter Knochen)
Frakturen verursachen Schmerzen, Schwellungen und vielleicht knirschende Geräusche. Durch Röntgenaufnahmen können Frakturen sichtbar gemacht werden. Zur Heilung muß der verletzte Körperteil ruhiggestellt werden, damit der gebrochene Knochen zusammenwachsen kann. Manchmal müssen Knochen genagelt werden.

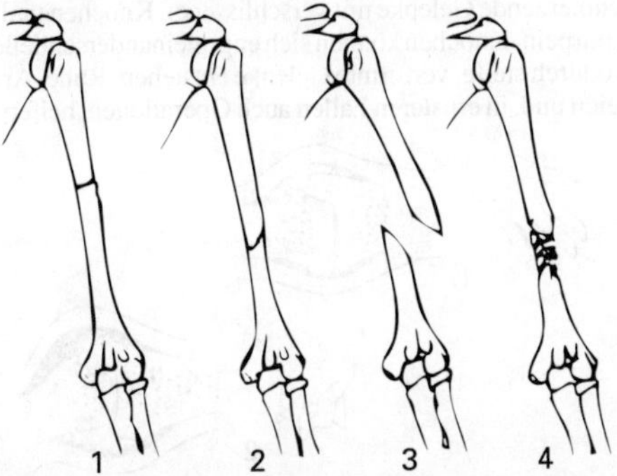

Gelenkprobleme

Gelenkprobleme können durch Unfälle oder Krankheiten verursacht werden. Verstauchungen sind Bänderverletzungen, die normalerweise nur eine Bandage benötigen. Zerrungen sind Muskel- oder Sehnenverletzungen.

Bei einer Verrenkung werden Knochen und Gelenk voneinander getrennt. Manchmal ist zur Behandlung ein chirurgischer Eingriff nötig. Als Rheumatismus bezeichnet man jede Funktionsstörung der Gelenke, die Schmerzen verursacht, vor allem durch zwei bekannte Krankheiten.

1 Arthrose. Mit Schmerzen und Steifheit verbundener Knorpelverschleiß, oft in den Knien oder der Hüfte. Sie tritt vorwiegend bei älteren Menschen auf. Vorsichtige Übungen und verringerte Belastung der betroffenen Gelenke helfen. Ernste Fälle können operative Eingriffe erfordern.

2 Gelenkrheumatismus. Entzündete, geschwollene, schmerzende Gelenke mit verschlissenen Knochen und Knorpeln. Knochen können sich eng aneinanderschließen, wodurch steife, verformte Gelenke entstehen. Ruhe, Arzneien und, in ernsteren Fällen auch Operationen, helfen.

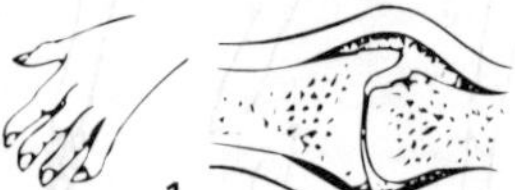

1

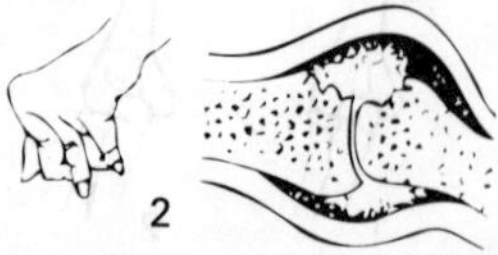

2

Kopfschmerzen

Kopfschmerzen können durch Verletzungen, Infektionen, Gehirntumore oder Streß auftreten. Alle diese Ursachen können schmerzempfindliche Nervenenden im Kopf angreifen. Die meisten Kopfschmerzen vergehen von allein oder reagieren auf Schmerzmittel. Bei anhaltenden Kopfschmerzen sollte jedoch ein Arzt aufgesucht werden. Wir zeigen einige Schmerzquellen im Kopf.

1 Nasennebenhöhlen können durch Infektionen der Atemwege oder Allergien angegriffen werden.

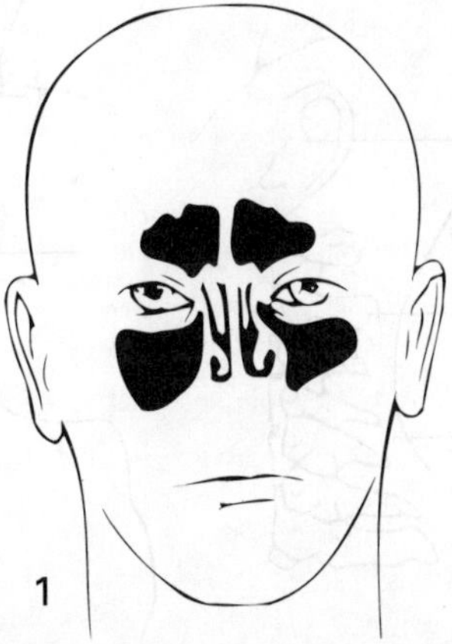

1

2 Äußere Ursachen umfassen Infektionen oder Verletzungen der Ohren (**a**), Augen (**b**), Nase (**c**), Zähne (**d**) oder des Rückgrats (**e**) sowie Muskelverspannungen im Nacken (**f**), der Kopfhaut (**g**) und des Gesichtes (**h**) und die Erweiterung der Schläfenarterie (**i**), ein Zustand, der mit dem einseitigen Kopfschmerz, auch Migräne genannt, verbunden ist.

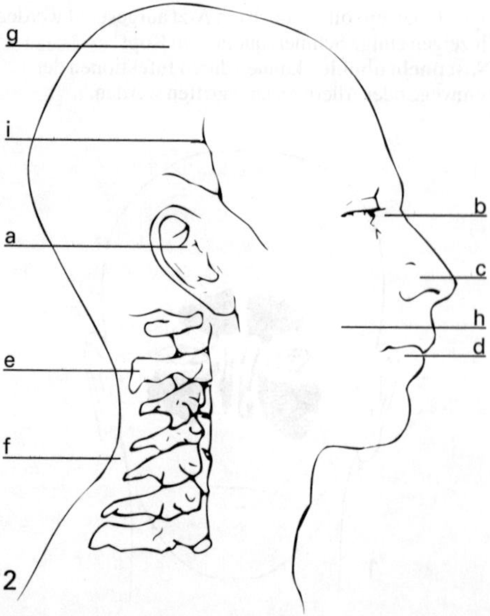

3 Innere Ursachen von Kopfschmerzen sind Druck oder Entzündungen, die die Venen (**j**) der Gehirnoberfläche beeinflussen, sowie die Gehirnarterien (**k**) oder Teile der harten Hirnhaut (**l**), eine Membran, die das Gehirn bedeckt; ebenso Druck oder Reiz, die auf den Trigeminus (Nerv) (**m**) wirken.

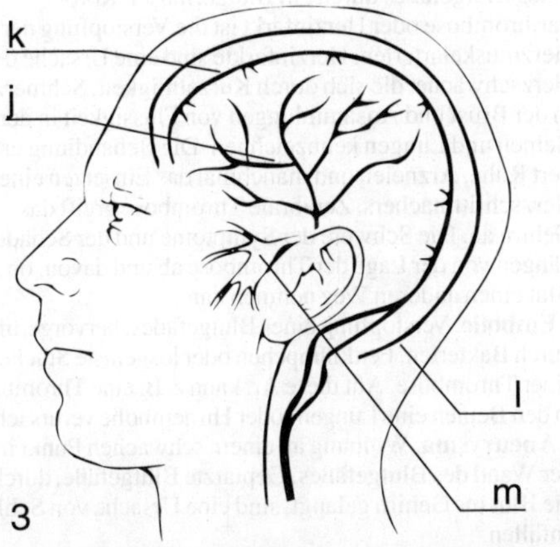

Kreislaufstörungen

Kreislaufstörungen sind Funktionsstörungen des Blutes (z.B. Bluterkrankheit und Sichelzellen-Anämie), des Herzes (z.B. angeborene Schäden oder Herzerkrankungen) und der Blutgefäße (z.B. verstopfte oder geplatzte Blutgefäße und Krampfadern). Operationen oder andere Behandlungen können bei verschiedenen Herz- und Arterienbeschwerden helfen.
Die Abbildungen zeigen weitverbreitete Ursachen, die die Blutversorgung negativ beeinflussen.
1 Thrombose. Teilweise oder gänzliche Verstopfung eines Blutgefäßes durch ein Blutgerinnsel. Koronarthrombose oder Herzinfarkt ist die Verstopfung der Herzmuskelarterien. Herzinfarkte sind eine Ursache der Herzschwäche, die sich durch Kurzatmigkeit, Schmerzen in der Brust und Ansammlungen von Flüssigkeit in den Beinen und Lungen kennzeichnen. Die Behandlung erfordert Ruhe, Arzneien und manchmal das Einsetzen eines Herzschrittmachers. Zerebrale Thrombose greift das Gehirn an. Die Schwere der Symptome und der Schäden hängen von der Lage der Thrombose ab und davon, ob das Blut einen anderen Weg nehmen kann.
2 Embolie. Verstopfung eines Blutgefäßes, hervorgerufen durch Bakterien, Fettklümpchen oder losgelöste Stücke einer Thrombose. Auf diese Art kann z. B. eine Thrombose in den Beinen eine Lungen- oder Hirnembolie verursachen.
3 Aneurysma. Wölbung an einem schwachen Punkt in der Wand des Blutgefäßes. Geplatzte Blutgefäße, durch die Blut ins Gehirn gelangt, sind eine Ursache von Schlaganfällen.

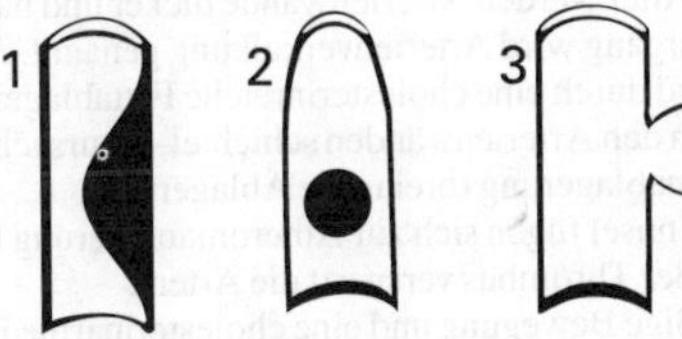

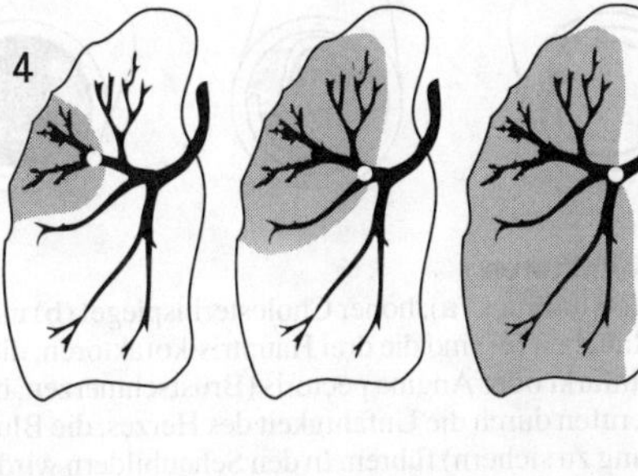

4 Infarkt ist das Absterben lebenden Gewebes, das aufgrund einer Embolie oder Thrombose von der Blutversorgung abgeschnitten wurde. Die Abbildungen zeigen verschiedene Teile der Lunge, die durch Lungenembolien an unterschiedlichen Stellen geschädigt wurden.

Alternde Arterien

Mit dem Alter werden Arterienwände dicker und härter. Dieser Vorgang wird Arterienverkalkung genannt. Arthrose wird durch eine cholesterinreiche Fettablagerung, die sich an den Arterienwänden schichtet, verursacht.

1 Atheromablagerung (breiartige Ablagerung)
2 Blutgerinnsel fügen sich zur Atheromablagerung hinzu
3 Ein großer Thrombus versperrt die Arterie

Regelmäßige Bewegung und eine cholesterinarme Ernährung (wenig tierische Fette) wirken für viele Menschen vorbeugend gegen diese Veränderungen, die tödliche Schlaganfälle oder Herzinfarkte zur Folge haben können.

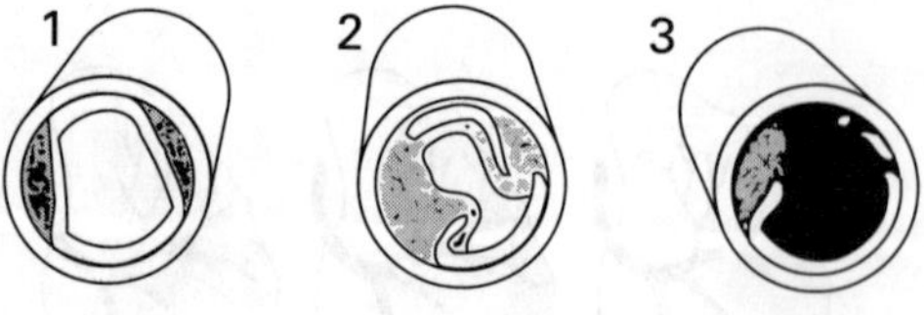

Risikofaktoren

Hoher Blutdruck (**a**), hoher Cholesterinspiegel (**b**) und das Rauchen (**c**) sind die drei Hauptrisikofaktoren, die zu Herzinfarkt oder Angina pectoris (Brustschmerzen, hervorgerufen durch die Unfähigkeit des Herzes, die Blutversorgung zu sichern) führen. In den Schaubildern wird der Zusammenhang zwischen den drei Risikofaktoren und der Gefahr einer Herzerkrankung in drei Altersgruppen gezeigt. Oft kann das Risiko durch Bewegung, Gewichtabnahme und einer Ernährung, die arm an Salz und tierischen Fetten ist, verringert werden.

Relatives Risiko

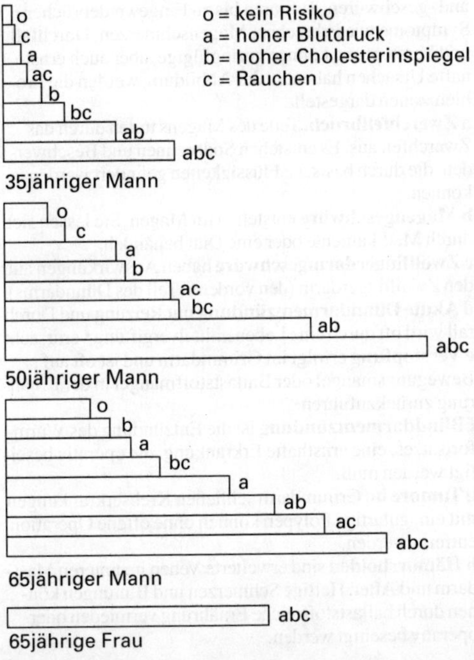

Verdauungsstörungen

Verdauungsstörungen reichen von Magenverstimmungen und -geschwüren, Tumoren bis zu Eingeweidebrüchen. Symptome wie Erbrechen, Magenschmerzen, Durchfall und Verstopfung können geringfügige, aber auch ernsthafte Ursachen haben. In der Abbildung werden die Problemzonen dargestellt.

a Zwerchfellbruch. Teile des Magens treten durch das Zwerchfell aus. Es entstehen Sodbrennen und Beschwerden, die durch basische Flüssigkeiten gelindert werden können.

b Magengeschwüre entstehen im Magen. Sie lassen sich durch Medikamente oder eine Diät behandeln.

c Zwölffingerdarmgeschwüre haben Auswirkungen auf den Zwölffingerdarm (den vorderen Teil des Dünndarms).

d Akute Dünndarmentzündung mit Reizung und Durchfall wird oft durch eine Lebensmittelvergiftung verursacht.

e Verstopfung erfolgt im Grimmdarm und ist oft auf Bewegungsmangel oder Ballaststoffmangel in der Ernährung zurückzuführen.

f Blinddarmentzündung ist die Entzündung des Wurmfortsatzes, eine ernsthafte Erkrankung, die operativ beseitigt werden muß.

g Tumore im Grimmdarm schließen Krebserkrankungen mit ein; gutartige Polypen können ohne offene Operation entfernt werden.

h Hämorrhoiden sind erweiterte Venen im unteren Mastdarm und After. Heftige Schmerzen und Blutungen können durch ballaststoffreiche Ernährung vermieden oder operativ beseitigt werden.

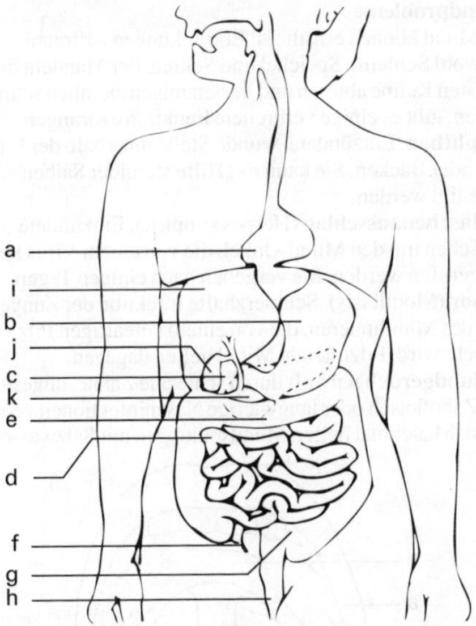

i Gelbsucht. Entzündung der Leber, oft durch Viren oder zu großen Alkoholkonsum verursacht. Sie kann zu ernsthaften Leberschäden, auch Zyrrhose genannt, führen.
j Gallenblasenentzündung wird gewöhnlich durch Gallensteine verursacht, die entfernt werden können.
k Pankreatitis. Entzündung der Bauchspeicheldrüse; manchmal durch Gallensteine verursacht. Hier ist medizinische Hilfe notwendig.

Mundprobleme
Im Mund können ernsthafte Erkrankungen auftreten. Obwohl Schleim, Speichel und Sekrete der Mandeln die meisten Keime abtöten und Verletzungen ziemlich schnell heilen, gibt es einige verbreitete Funktionsstörungen.
a Aphthen. Entzündete, wunde Stelle innerhalb der Lippen oder Backen. Sie kann mit Hilfe steroider Salben beseitigt werden.
b Bläschenausschlag (Herpes simplex). Entzündete Bläschen um den Mundwinkel, die von einem Virus hervorgerufen werden. Sie vergehen nach einigen Tagen.
c Soor (Moniliasis). Schmerzhafte Infektion der Zunge und des Mundinneren, die von einem hefeartigen Pilz verursacht wird. Pilztötende Mittel helfen dagegen.
d Mundgeruch wird oft durch schlechte Zähne, ungesundes Zahnfleisch oder langwierige Naseninfektionen verursacht. Manchmal helfen Mundspülungen mit Salzwasser.

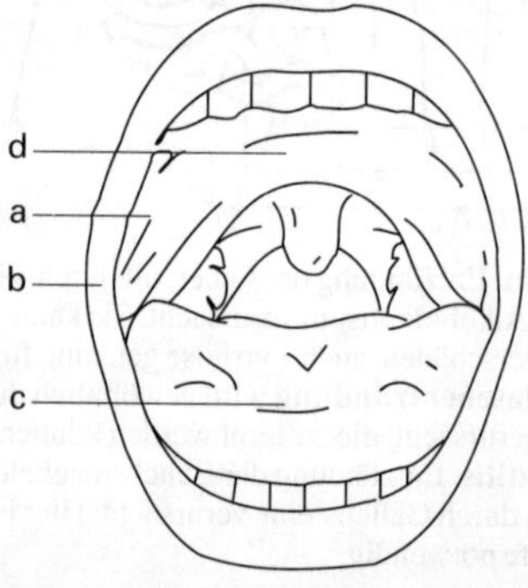

Zahnverfall

Wenn der Verfall der Zahnoberfläche unbehandelt bleibt, können folgende Zahnschäden auftreten:

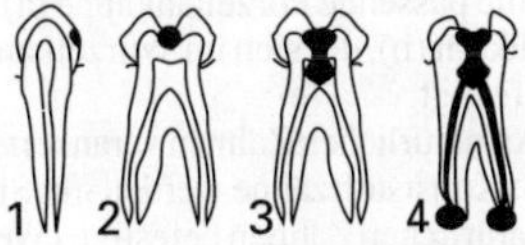

1 Schneidezahn mit einer angegriffenen Stelle
2 Mahlzahn mit angegriffenem Zahnschmelz und Zahnbeln
3 Mahlzahn mit angegriffener Zahnpulpa
4 Mahlzahn mit angegriffenen Wurzeln

Zahnärzte bohren die befallene Stelle aus und ersetzen sie durch einen chemischem Zement, gewöhnlich mit Amalgam oder einem milchigen Silikatzement.

Zahnfleischprobleme

Der Verzehr ausschließlich weicher Speisen, ungründliches Zähneputzen und andere Faktoren können Zahnfleischprobleme auslösen.Unbehandelt können die Zähne locker werden (**a - d**), bis sie ihren Halt verlieren und ausfallen. Verbesserung der Mundhygiene und gesunde Ernährung können das Risiko des Zahnfleischschwundes vermindern. Eine Behandlung besteht aus desinfizierenden Mundspülungen, Antibiotika und sogar chirurgischen Behandlungen des erkrankten Zahnfleisches.

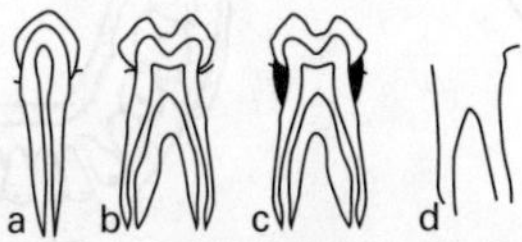

Zahnersatz
Zahnärzte können Teile von Zähnen und Zahngruppen ersetzen.
1 Krone: Eine passende Porzellankappe (a) wird durch einen Metallkern (b), der sich im Wurzelkanal befindet, am Zahn befestigt.
2 Brücke. An natürlichen Zähnen verankerter Zahnersatz.
3 Teilgebiß: Kunststoffzähne werden mit Spangen oder Platten an natürlichen Zähnen befestigt. (Wenn alle Zähne ausgefallen sind, kann ein vollständiges Gebiß angefertigt werden.)

1
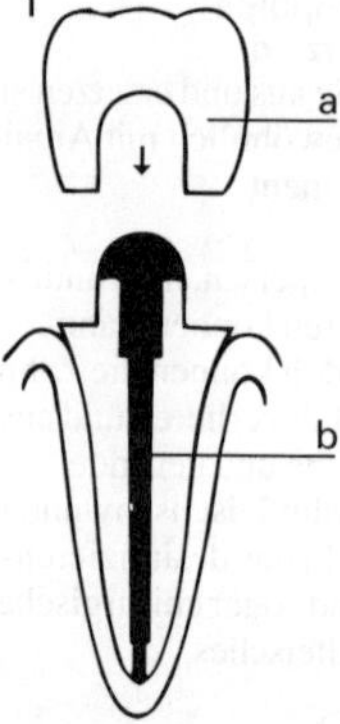

2
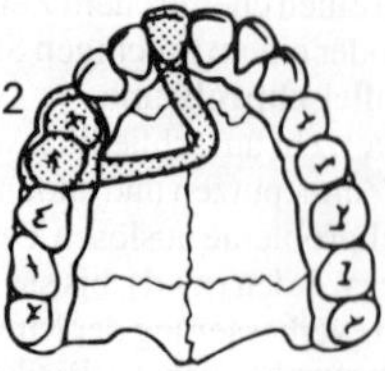

3
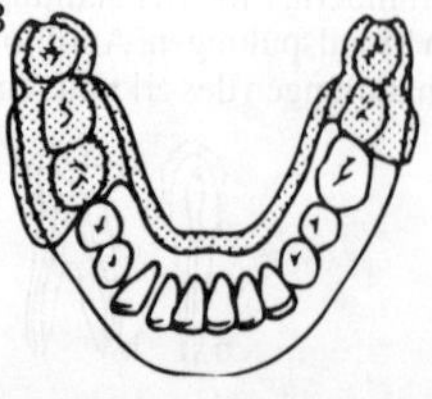

Atembeschwerden

Im Nasentrakt und in den Nasennebenhöhlen können Infektionen und andere Beschwerden auftreten.

1 Nasentrakt

a Gewöhnliche Erkältung. Die Nase läuft, ist vielleicht verstopft, und der Geruchssinn ist gestört als Folge eines Virus. Normalerweise vergeht sie nach ein paar Tagen.

b Heuschnupfen. Man niest, die Schleimhäute von Nase und Augen sind angeschwollen und sondern ein wäßriges Sekret ab. Ursache ist eine allergische Reaktion, bei der Antihistaminika helfen.

c Nasenbluten wird durch geplatzte Blutgefäße in der Nase verursacht. Es kann normalerweise durch Zurücklegen des Kopfes zum Stillstand gebracht werden. Bei hartnäckigem Nasenbluten ist medizinische Hilfe nötig.

d Polypen sind gutartige Tumore, die teilweise den Nasentrakt blockieren und chirurgisch entfernt werden.

e Schnupfen. Eine Entzündung der Nasenhäute, die durch Erkältung oder Heuschnupfen verursacht wird.

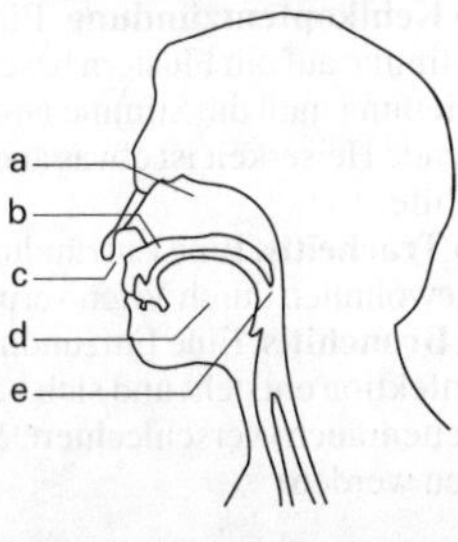

a Nasenhöhle
b Harter Gaumen
c Nasenloch
d Zunge
e Gaumenzäpfchen

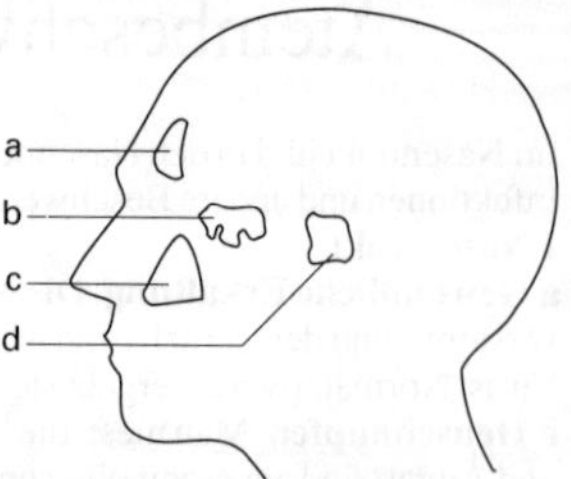

a Stirnhöhle
b Siebbein
c Oberkieferhöhle
d Keilbeinhöhle

2 Nebenhöhlen
Stirnhöhlenentzündung. Eine Entzündung, die Kopfschmerzen und Schmerzen in den Backenknochen verursacht. Medikamente helfen, und kleine chirurgische Eingriffe beheben hartnäckige Beschwerden.

Lungen- und Kehlkopfbeschwerden
Hier sind die Stellen dargestellt, an denen verschiedene Beschwerden der Atemwege und Lungen auftreten können.

a Kehlkopfentzündung. Eine Entzündung, bei der die Stimme auf ein Flüstern beschränkt wird. Während der Heilung muß die Stimme geschont werden. Langanhaltende Heiserkeit ist etwas anderes und benötigt ärztliche Hilfe.

b Tracheitis. Eine Entzündung der Luftröhre, die gewöhnlich durch Viren verursacht wird.

c Bronchitis. Eine Entzündung der Bronchien, die durch Infektion entsteht und sich bei Reizung (z.B. durch Zigarettenrauch) verschlechtert. Mit Antibiotika kann geholfen werden.

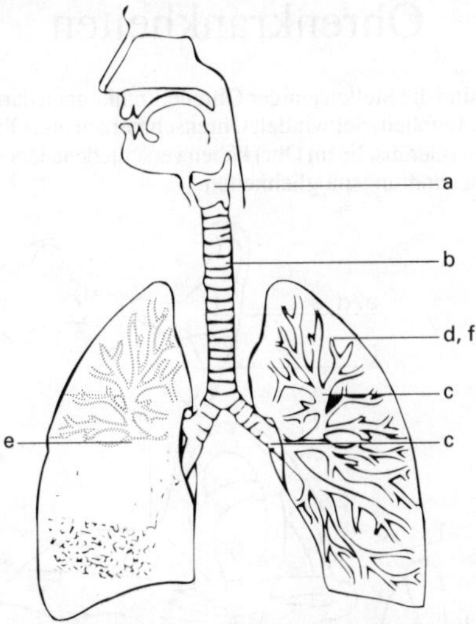

d Lungenentzündung. Ein aufgrund von Bakterien oder einer Virusinfektion entzündeter und flüssigkeitsgefüllter Lungenbereich. Die von Bakterien verursachte Lungenentzündung kann mit Antibiotika geheilt werden.
e Pleuritis. Eine Entzündung der Pleura (die Membranen, die die Lungen überziehen). Ein manchmal schmerzhafter Zustand, der eine Lungenentzündung begleitet.
f Tuberkulose der Lunge. Ein Lungenschaden, der durch Tuberkelbazillen verursacht wird. Kann mit Antibiotika behandelt werden.

Ohrenkrankheiten

Hier sind die Stellen einiger Ohrenerkrankungen dargestellt. Taubheit, Schwindel, Ohrenschmerzen und Ohrensausen (Geräusche im Ohr) haben verschiedene Ursachen und Behandlungsmöglichkeiten.

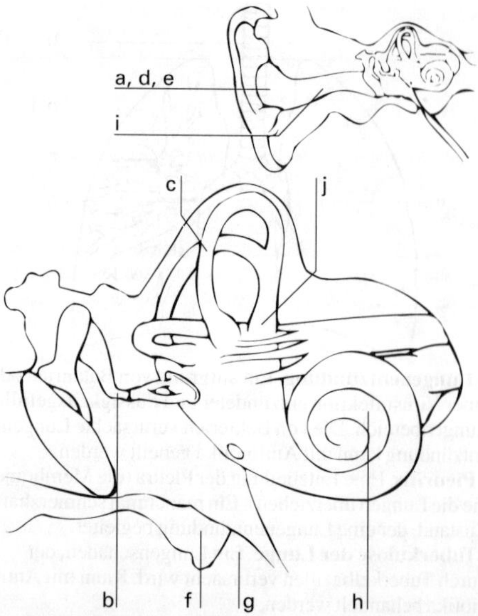

A Äußeres Ohr
a Ohrenverstopfung. Ohrenschmalz oder Fremdkörper können zu Taubheit führen. Der Arzt hilft, indem er in das Ohr ein Mittel zur Auflösung von Ohrenschmalz spritzt.
b Ausfluß aus den Ohren wird oft durch Entzündungen des äußeren Ohres oder durch Pilzinfektion hervorgerufen.
c Außenohrentzündung. Infektionen, Entzündungen und vielleicht Ohrenschmerzen, die oft von Furunkeln verursacht werden, benötigen medizinische Hilfe.
d Pilzinfektionen. Reizungen und Ausfluß, die Antibiotika und antiseptische Behandlung erfordern.
B Mittelohr
e Trommelfelldurchbruch kann durch Verletzungen oder Infektionen verursacht werden. Dabei kann es zu verschiedenen Problemen, wie z.B. Taubheit kommen, bei der ein Hörgerät helfen kann.
f Mittelohrentzündung. Von Bakterien verursachte Infektion, die schmerzhaft ist und eitert und bei der das Trommelfell gefährdet ist. Wird mit Antibiotika behandelt.
g Warzenfortsatzentzündung. Schmerzhafte Entzündung des Warzenfortsatzes; ein sehr ernster Zustand, der mit Antibiotika oder chirurgisch behandelt werden kann.
h Otosklerose. Knochen überwachsen das ovale Fenster, so daß Töne, die das Innenohr erreichen, gestoppt werden. Gewöhnlich wird sie chirurgisch behandelt.
C Innenohr
i Taubheit. Kann durch Beschädigung des Innenohres oder der Nerven zustande kommen. Oft hilft ein sorgfältig ausgesuchtes Hörgerät.
j Akute Funktionsstörung des Innenohres. Schwindelanfälle, Taubheit und Geräusche im Kopf. Die Behandlung erfolgt mit verschiedenen Medikamenten.

Augenkrankheiten

Zu den einfachen Augenproblemen gehören kleine Fremdkörper, die ins Auge gelangt sind, Gerstenkörner oder eine Bindehautentzündung. Diese Krankheiten können medizinische Hilfe beanspruchen, doch gewöhnlich kann man sie leicht selbst beheben.

a Fremdkörper entfernt man gewöhnlich durch Blinzeln, indem man das obere Augenlid über das untere zieht oder durch Auswischen mit einem Tuchzipfel in Richtung Nase.

b Ein Gerstenkorn ist eine entzündete Talgdrüse um eine Augenwimper. Bei der Behandlung wird die Wimper entfernt und das Auge mit warmem Wasser gespült.

c Bindehautentzündung ist die Entzündung der Membran, die die Augenlider auskleidet. Sie wird durch Infektion oder Reizung verursacht und kann mit Antibiotika oder durch Entfernung der Reizursache behandelt werden.

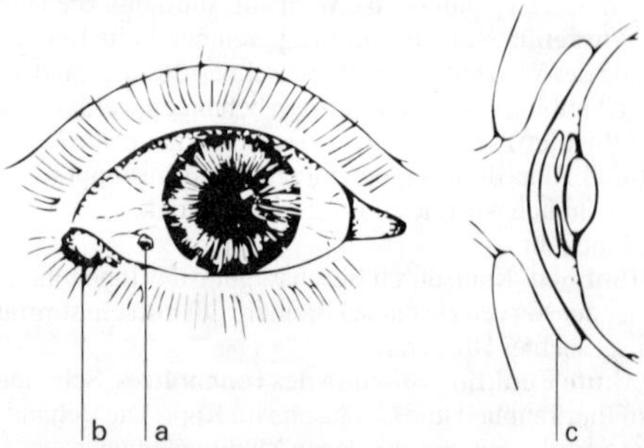

Sehfehler

Die fehlerhafte Entfernungseinstellung des Auges verursacht Kurzsichtigkeit oder Weitsichtigkeit. Beide können mit Brillen oder Kontaktlinsen ausgeglichen werden. (Bei Astigmatismus, einem Zustand, bei dem das Auge aufgrund einer fehlerhaften Krümmung der Hornhaut nicht scharf abbilden kann, werden möglicherweise spezielle Linsen benötigt.)

1a Kurzsichtigkeit (Myopie). Die Lichtstrahlen eines entfernten Gegenstandes vereinigen sich vor der Netzhaut.

1b Konkave Linsen gleichen Kurzsichtigkeit aus.

2a Weitsichtigkeit (Hyperopie). Die Lichtstrahlen eines nahegelegenen Gegenstandes vereinigen sich hinter der Netzhaut.

2b Konvexe Linsen gleichen Weitsichtigkeit aus.

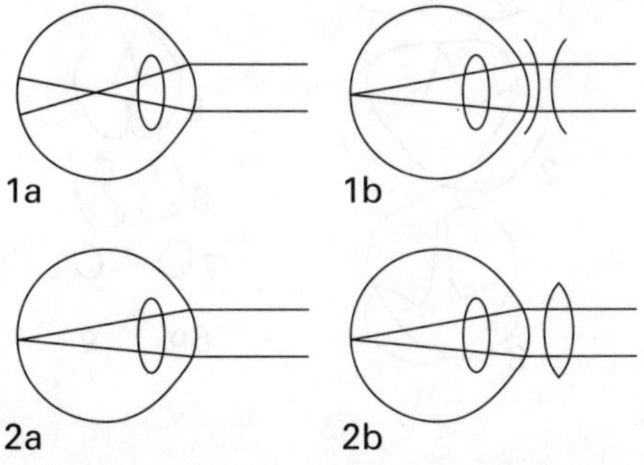

Blindheit
Es gibt totale und teilweise Blindheit. Die Abbildungen **1 bis 8** zeigen den zunehmenden Verlust des Sehvermögens in einer Form der fortschreitenden Blindheit. Blindheit kann mehrere Ursachen haben, die verschiedene Teile des Auges angreifen. So kann z.B. eine Hornhautentzündung bzw. der graue Star Hornhaut und Linse trüben. Netzhautentzündung, Netzhautablösung und grüner Star greifen Sinneszellen im Augeninneren an. Einigen Formen der Blindheit (z.B. grüner Star) kann vorgebeugt werden, andere (z.B. grauer Star) können geheilt werden.

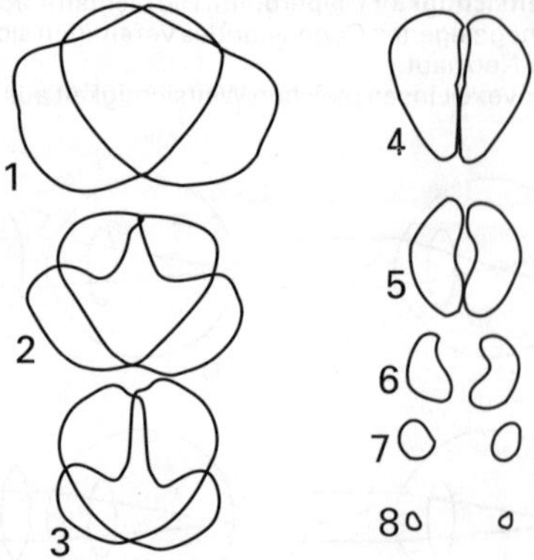

Haut- und Haarprobleme

Haarausfall
Haarausfall auf dem Kopf kann von seelischem Streß oder körperlichen Problemen wie Narben und Brandwunden der Haut, Hautkrankheiten oder starker Blutarmut kommen. Die gewöhnliche Form ist aber die zunehmende Kahlheit (**1 - 5**) bei Männern im mittleren oder hohen Alter. Sie entsteht aufgrund einer Kombination von männlichen Hormonen und ererbten Alterungsfaktoren. Die meisten Männer und Frauen leiden mit zunehmendem Alter an Haarausfall. Es ist noch keine Behandlung oder Verzögerung dieses Vorgangs bekannt, obwohl einigen Menschen mit Haartransplantationen geholfen werden kann.

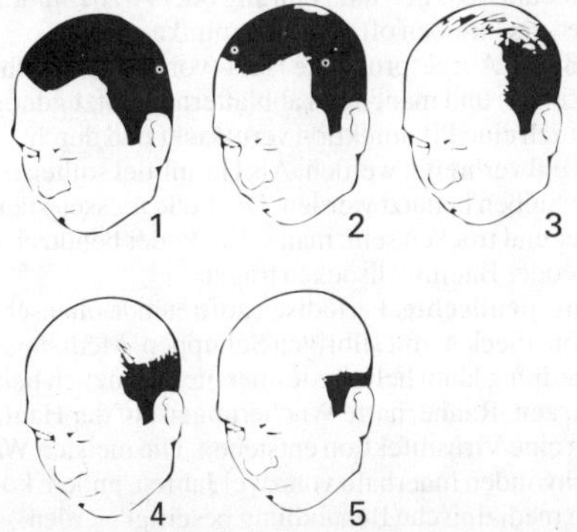

Hautkrankheiten

Wir zeigen einige Stellen gängiger Hauterkrankungen.

a Akne sind entzündete Furunkel, die meistens während der Pubertät auftreten. Sie kann mit Medikamenten und Sonne behandelt werden.

b Furunkel. Schmerzhafte Beulen, aus denen Eiter fließt. Einige benötigen ärztliche Behandlung, die meisten heilen jedoch von allein.

c Dermatitis. Entzündung mit Bläschen und abblätternder Haut, die durch Reizungen oder allergische Reaktionen auf gewöhnlich nicht reizende Substanzen ausgelöst wird. (Sie wird manchmal mit einem Ekzem verwechselt.) Sie kann mit speziellen Salben behandelt werden, und Betroffene sollten Reizstoffe meiden.

d Nesselausschlag (Nesselsucht). Juckende rote Quaddeln und eventuell ein geschwollener Mund oder Hals. Sie ist eine Reaktion auf Nahrung oder Arzneimittel. Ärzte verschreiben oft Antihistaminika.

e Fußpilz. Aufgesprungene Haut (vor allem zwischen den Zehen) und manchmal abblätternde Entzündungen, die durch eine Pilzinfektion verursacht und durch Schweiß verbreitet werden. Als Heilmittel sollten pilztötende Salben benutzt werden. Die Füße müssen ständig sauber und trocken sein, man sollte Puder benutzen und Woll- oder Baumwollsocken tragen.

f Schuppenflechte. Periodisch auftretende unansehnliche rote Flecken mit silbrigen Schuppen. Medizinische Behandlung kann helfen, sie aber nicht gänzlich heilen.

g Warzen. Rauhe, harte Wucherungen auf der Haut, die durch eine Virusinfektion entstehen. Die meisten Warzen verschwinden innerhalb von zwei Jahren, andere können durch medizinische Behandlung beseitigt werden.

h Bläschenausschlag (Herpes simplex) beinhaltet gerötete Haut, auf der kleine Blasen platzen und auf Lippen, manchmal auch auf den Wangen oder Genitalien, eine Kruste bilden. Spezielle Salben können die Reizung lindern, doch die Kruste fällt gewöhnlich innerhalb von einer Woche ab.

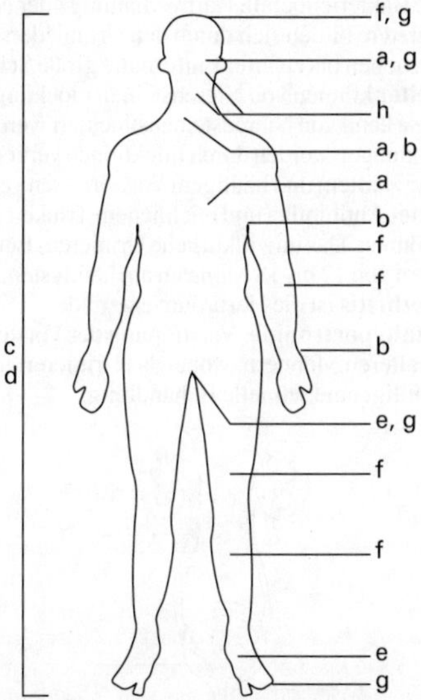

Erkrankungen der Ausscheidungsorgane

Jeder Teil des Ausscheidungsapparates, einschließlich der unten aufgezählten, ist für Erkrankungen anfällig.

a Nieren. Bakterienbefall, Harnverhaltung oder Nierensteine. Letztere bilden sich durch den Urinniederschlag und verursachen bis zu ihrer Entfernung große Schmerzen.

b Harnleiter können von Nierensteinen blockiert werden.

c Die Blase kann von Nierensteinen blockiert werden. Blasenentzündungen werden durch Infektionen verursacht, die mit schmerzhaftem und häufigem Wasserlassen verbunden sind und mit Antibiotika und reichlichem Trinken beseitigt werden können. Das unwillkürliche Urinieren (Enurese) ist bei Kindern von 12 bis 18 Monaten am häufigsten.

d Bei **Urethritis** ist die Harnröhre entzündet.

e Prostatahypertrophie. Vorstülpung der Vorsteherdrüse bei älteren Männern, wobei das Urinieren erschwert wird. Benötigt eine schnelle Behandlung.

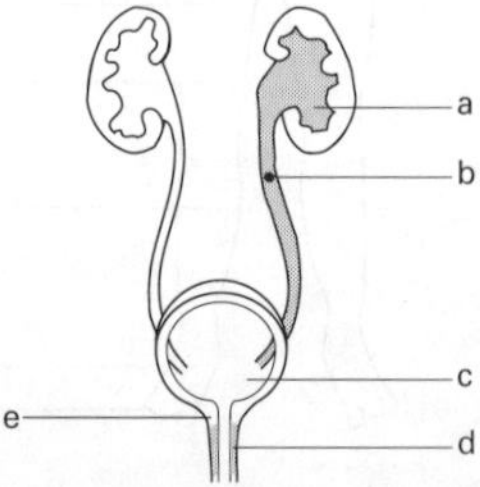

Hormonstörungen

Unter- oder Überfunktionen des Hormonhaushaltes sind für verschiedene Hormonstörungen verantwortlich. Ärzte können einige von ihnen durch einen künstlichen Hormonausgleich beheben.

a Die Funktionsstörung der Hirnanhangdrüse verursacht Wachstumsstörungen; dies führt zu Zwergen- oder Riesenwuchs.

b Die Funktionsstörung der Schilddrüse kann zur Kropfbildung (einer vergrößerten Schilddrüse) führen und verzögert oder beschleunigt den Stoffwechsel des Körpers.

c Die Funktionsstörung der Bauchspeicheldrüse ist die Unfähigkeit, Insulin zu erzeugen. Es entsteht Diabetes, eine Krankheit, bei der Zucker im Körper nicht verwertet werden kann.

d Die Funktionsstörung der Nebennieren verursacht die Addisonsche Krankheit. Begleiterscheinungen sind Schwächegefühl und Gewichtsverlust.

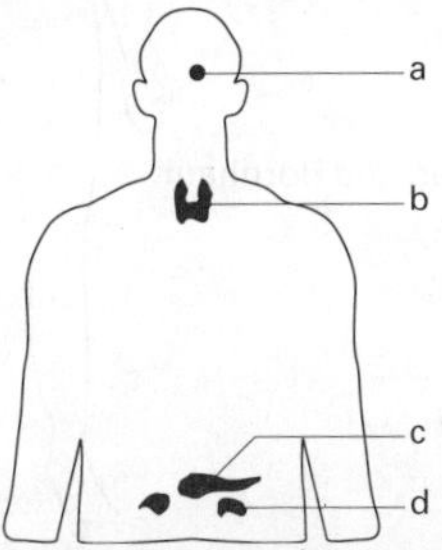

Organtransplantationen

Chirurgen können heutzutage Hautteile von einer Körperpartie zur anderen versetzen oder bestimmte geschädigte Organe durch das gesunde Gegenstück eines toten oder lebenden Spenders ersetzen. Diese natürlichen Transplantate können das Leben verlängern oder durch Feuer geschädigte Hände oder Gesichter wiederherstellen. In der Abbildung zeigen wir einige der bekanntesten Körperteile, die auf diese Weise behandelt werden.

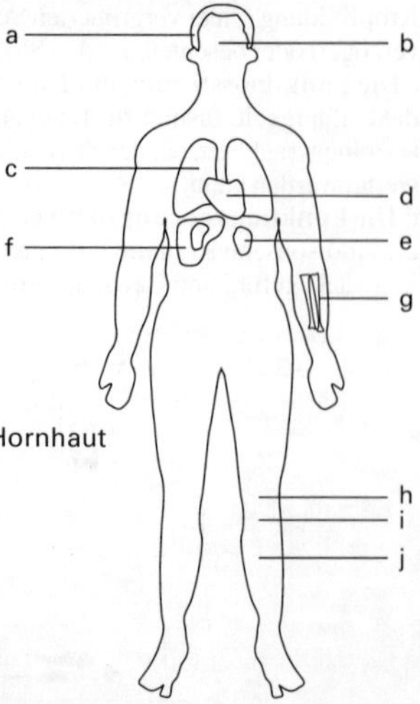

a Haare
b Augenlinsen und Hornhaut
c Lungen
d Herz
e Nieren
f Leber
g Knochen
h Blutgefäße
i Blut
j Haut

›Ersatzteile‹
Aus Plastik, Metall und anderen Ersatzmaterialien für menschliches Fleisch und Knochen werden Prothesen gefertigt (künstliche Körperteile). Sie ersetzen beschädigte oder von Krankheit zerstörte Körperteile. Wir zeigen hier einige dieser Ersatzteile.

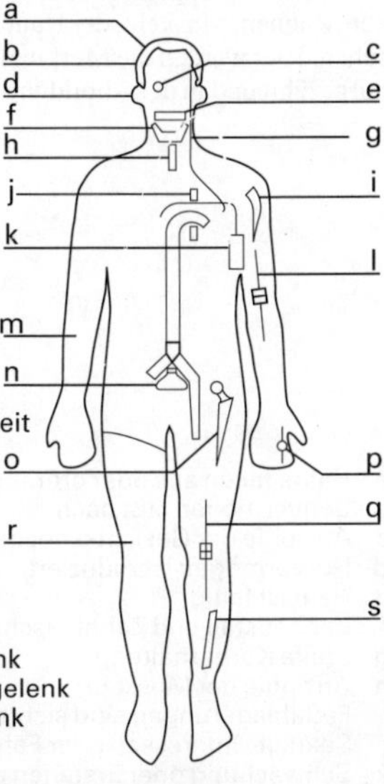

a Falsches Haar
b Platte im Schädel
c Künstliche Hornhaut
d Künstliches Ohr
e Falsche Zähne
f Falscher Kiefer
g Rohr für Hirn- und Rückenmarksflüssigkeit
h Künstlicher Kehlkopf
i Schultergelenk
j Herzklappen
k Herzschrittmacher
l Ellenbogengelenk
m Armprothese
n Künstliche Blase
o Künstliches Hüftgelenk
p Künstliches Knöchelgelenk
q Künstliches Kniegelenk
r Beinprothese
s Metallplatte

Veränderungen ab dem 60. Lebensjahr

Der Alterungsprozeß beginnt gegen Mitte oder Ende 20 und macht sich mit 40 bemerkbar. Um die 60 sind körperliche Veränderungen vor allem an den Knochen, Gelenken, Zähnen, Muskeln, der Haut und als Haarausfall zu sehen. Hier werden die Merkmale des alternden Körpers aufgezählt und in der Abbildung lokalisiert:

a Haare fallen aus oder ergrauen
b Sehvermögen läßt nach
c Atrophie der Gesichtsknochen
d Hörvermögen ist reduziert
e Haut ist faltig
f Zahnausfall und Zahnfleischrückgang
g Steife Körperhaltung
h Atrophie der Muskeln
i Fettablagerungen sind sichtbar
j Sexuelle Interessen oder Fähigkeiten lassen nach
k Schwächung oder Ersteifen der Gelenke
l Gehen und Stehen ist unsicher

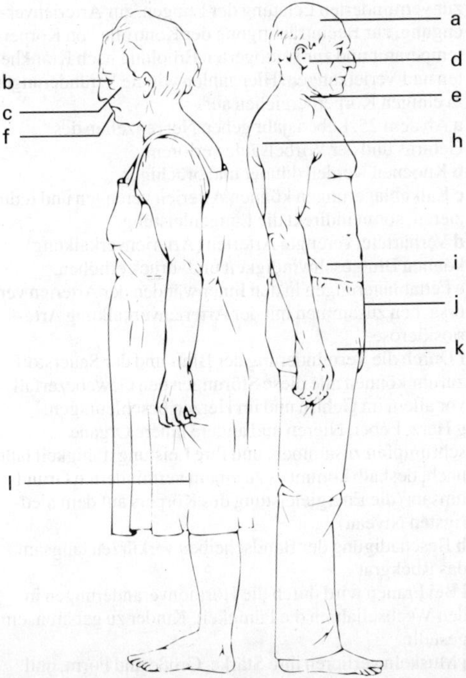
a
d
b
e
c
f
h
i
j
k
l

Unsichtbare Altersveränderungen
Innere Veränderungen, wie z.B. Gehirnschrumpfung, beeinflussen langsam den alternden Körper; es kommt zur verminderten Leistung der Lungen, zur Arterienverengung, zur Beeinträchtigung der Kontrolle von Körpertemperatur und zur verzögerten Erholung nach Krankheiten und Verletzungen. Hier zählen wir die Veränderungen in einigen Körperbereichen auf.

a Ab dem 25. Lebensjahr gehen Nervenzellen des Gehirns und der Wirbelsäule verloren.

b Knochen werden dünner und brüchiger.

c Kalkablagerungen können Arterien verengen und reduzieren, somit indirekt die Lungenleistung.

d Verhärtete, verengte Arterien (Arterienverkalkung) können Blutgeschwindigkeit und -druck erhöhen.

e Fettablagerungen in den Innenwänden der Arterien verursachen zusammen mit der Arterienverkalkung Arteriosklerose.

f Durch die Verminderung der Blut- und der Sauerstoffzufuhr können alle diese Störungen den Gewebezerfall vor allem im Gehirn und im Herzen beschleunigen.

g Herz, Leber, Nieren und andere innere Organe schrumpfen zusammen, und ihre Leistungsfähigkeit läßt nach, deshalb kommt es zu einem verminderten Grundumsatz (die Energieleistung des Körpers auf dem niedrigsten Niveau).

h Beschädigung der Bandscheiben verkürzen langsam das Rückgrat.

i Bei Frauen wird durch die Hormonveränderungen in den Wechseljahren die Fähigkeit, Kinder zu gebären, eingestellt.

j Muskeln verlieren ihre Stärke, Größe und Form, und

abgenutzte Gelenke können die Bewegungsfähigkeit einschränken.

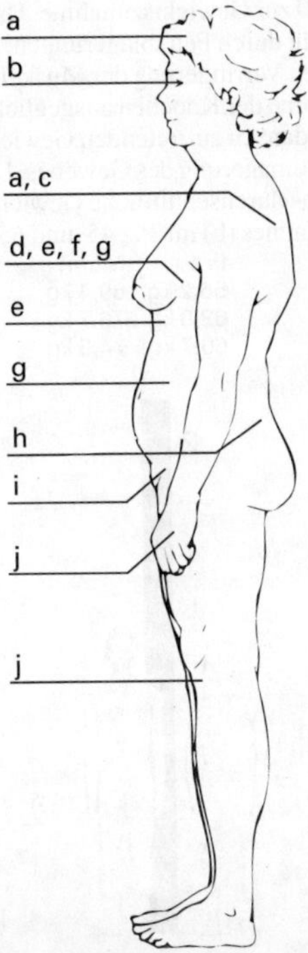

Alter und Gewicht
Sowohl Männer als auch Frauen neigen im Alter zwischen 25 und 50 zur Gewichtszunahme. Das meiste Gewicht entsteht durch Fettablagerungen, obwohl es manchmal durch Verringerung der Muskelmasse und die Gewichtsabnahme der Knochen ausgeglichen wird. Der größte Teil des danach auftretenden Gewichtsverlustes erfolgt durch Abmagerung des Gewebes. Die drei Schaubilder zeigen das durchschnittliche Gewicht einer Frau (a) und eines Mannes (b) im 25., 45. und 65. Lebensjahr.

		Frau	Mann
1	25jährig	56,2 kg	69,4 kg
2	45jährig	63,0 kg	76,7 kg
3	65jährig	60,7 kg	74,5 kg

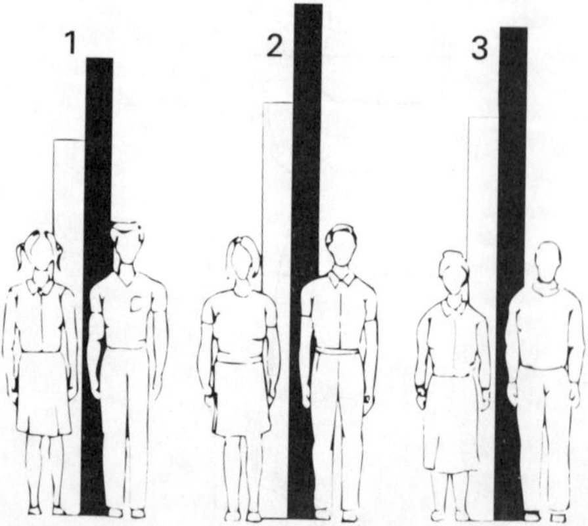

Abbau körperlicher und geistiger Fähigkeiten

Die Tabelle unten zeigt Verhältnisse bestimmter körperlicher und geistiger Fähigkeiten, die im Alter von 75 erhalten bleiben (**A**) und verlorengehen (**B**).

Physische Fähigkeiten

1 Geschwindigkeit, mit der Nerven Impulse weiterleiten
2 Bizepsumfang
3 Griffstärke
4 Maximales Arbeitstempo
5 Sehvermögen bei 6 m
6 Hörvermögen
7 Reaktionszeit
8 Handgriff
9 Maximales Atemminutenvolumen
10 Maximale Arbeitsleistung (in kurzer Zeit)

Geistige Fähigkeiten

11 Wörter definieren
12 Allgemeinwissen
13 Sprachliche Fähigkeiten
14 Gesunder Menschenverstand
15 Rechnen
16 Intelligenz
17 Geistige Leistungsfähigkeit

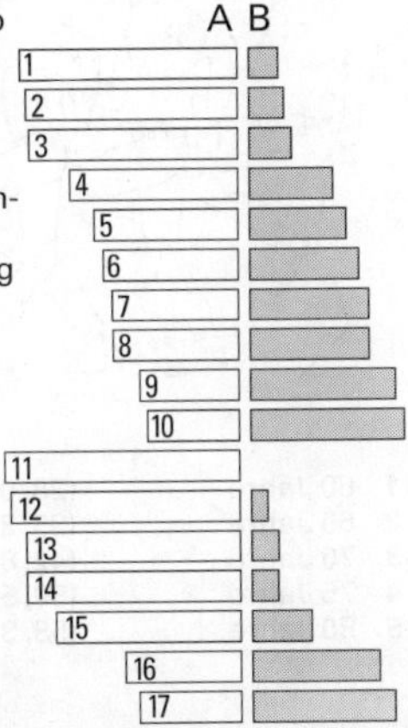

Abnahme der Geschwindigkeit

Der Höhepunkt der körperlichen Leistungsfähigkeit wird Mitte 20 erreicht und verringert sich mit zunehmendem Alter. Hier zeigen wir in Prozenten den Verlust an Höchstgeschwindigkeit eines Mittelstreckenläufers in verschiedenen Altersstufen von 60 bis 80.

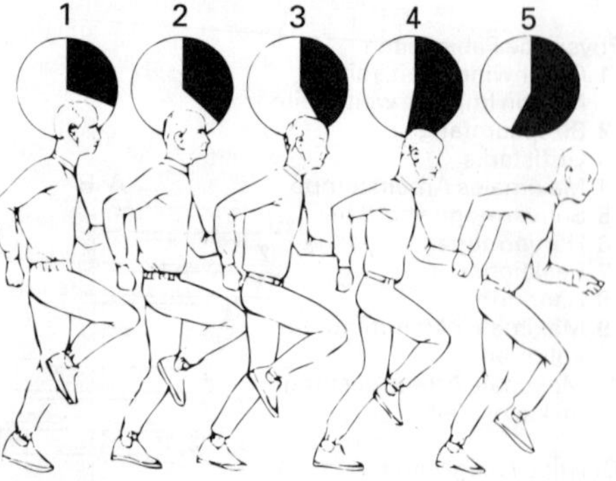

1 60 Jahre (28,0 %)
2 65 Jahre (35,3 %)
3 70 Jahre (42,8 %)
4 75 Jahre (50,5 %)
5 80 Jahre (58,3 %)

Herz-Lungen-Leistung

Zwei Schaubilder veranschaulichen die Herzleistung (**1**) und die Blutmenge, die während eines Herzschlags bei einem jungen Mann und bei einem 65jährigen gepumpt wird (**2**). Je höher die Linie, desto größer die Herzleistung in Litern/Minute und um so höher die Blutmenge in Millilitern, die während eines Herzschlags gepumpt wird. Je weiter die Linie nach rechts verschoben ist, desto höher ist der Sauerstoffverbrauch, in Litern/Minute ausgedrückt. Die Herzleistung erreicht beim alten Mann ihren Höhepunkt auch bei leichten Tätigkeiten schneller als beim jungen Mann. Beim alten Mann wird durch wachsende Anstrengung die Blutmenge, die während eines Herzschlags gepumpt wird, reduziert.

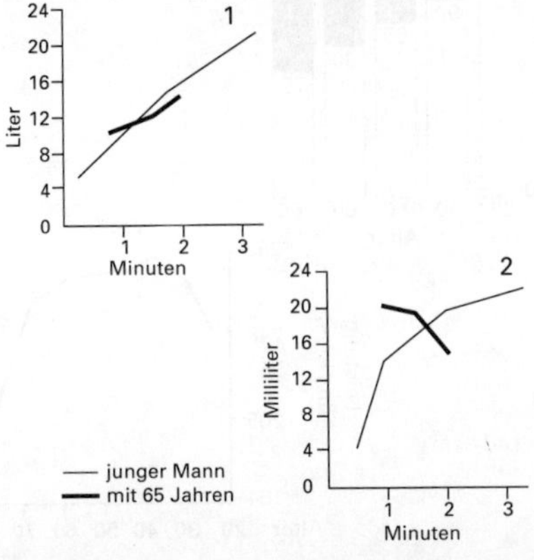

Muskelkraft
Ein Balkendiagramm und eine Graphik zeigen, wie sich die Muskelkraft im Alter verändert.
1 Rückgang der Muskelkraft nach einem Höhepunkt bei Mitte 20. Die Ziffern in den Balken kennzeichnen die erhalten gebliebene Muskelkraft (in Prozenten ausgedrückt) bei unterschiedlichem Alter.
2 Verfall der Kraft bei Männern zwischen 25 und 80 (in Nm/s). Die Kraft der Arme und Schultern erreicht ihren Höhepunkt im Alter zwischen 30 und 40 und bleibt bis zum 60. Lebensjahr ungefähr gleich. Nach dem 65. Lebensjahr geht sie stark zurück.

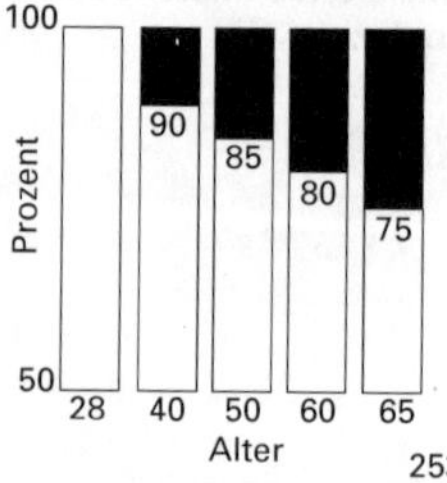

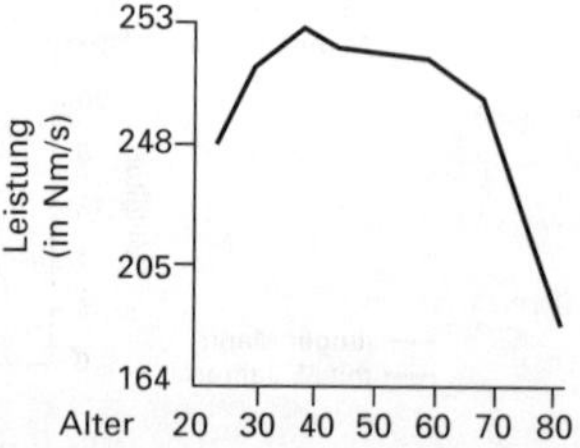

Knochenverschleiß
Knochen verändern im Alter ihre Konsistenz und Elastizität, wie in diesen zwei Schaubildern gezeigt wird.

1 Der prozentuale **Knochen- und Mineralstoffverlust** bei Frauen und Männern Mitte 20 und älter. Knochenverschleiß nimmt im 60. Lebensjahr stark zu. Frauen neigen eher zu Leiden durch Knochenverschleiß als Männer.

2 Die prozentuale **Zunahme an Knochenbrüchen** bei Frauen und Männern Mitte 20 und älter. Knochenbrüche nehmen Mitte 60 stark zu. Frauen sind dabei stärker gefährdet als Männer.

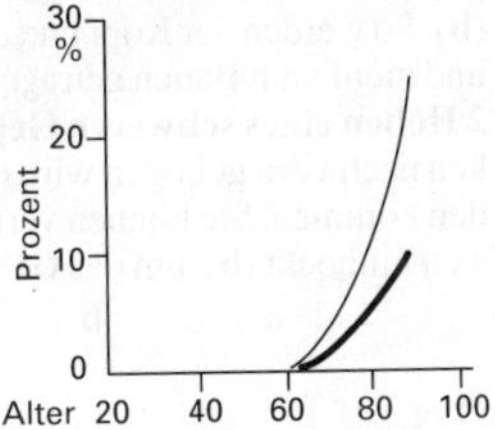

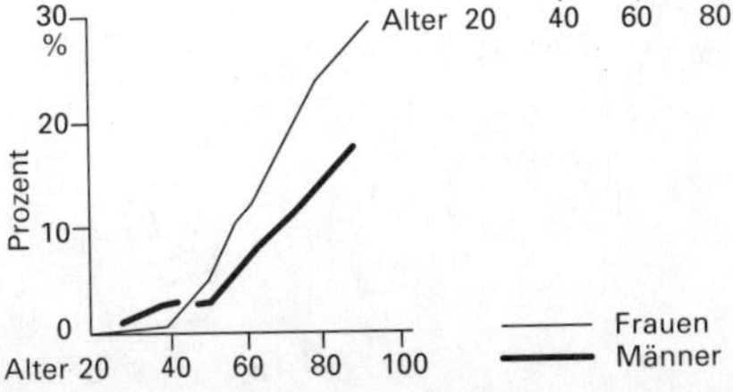

Verzögerung des Alterungsprozesses

Vernünftige Maßnahmen, wie richtige Körperhaltung und regelmäßige einfache Übungen, können körperlichen Problemen im Alter vorbeugen.

Körperhaltung ab dem 40. Lebensjahr

Es ist wichtig, die richtige Körperhaltung zu bewahren, um Verletzungen an alternden Muskeln, Knochen und Gelenken vorzubeugen.

1 Das Sitzen. Eine krumme Haltung (**a**) mit gebogenem Rücken und vorgeschobenem Gesäß kann Verspannungen auslösen. Das ist vermeidbar, wenn man gerade sitzt (**b**). So werden der Kopf und der Brustkorb vom Rückgrat und nicht vom Bauch getragen.

2 Heben eines schweren Gegenstandes. Wenn der Rükken nach vorn gebogen wird (**a**), kann es zu Rückenschäden kommen. Sie können vermieden werden, indem man sich hinhockt (**b**), um das Gewicht aufzuheben.

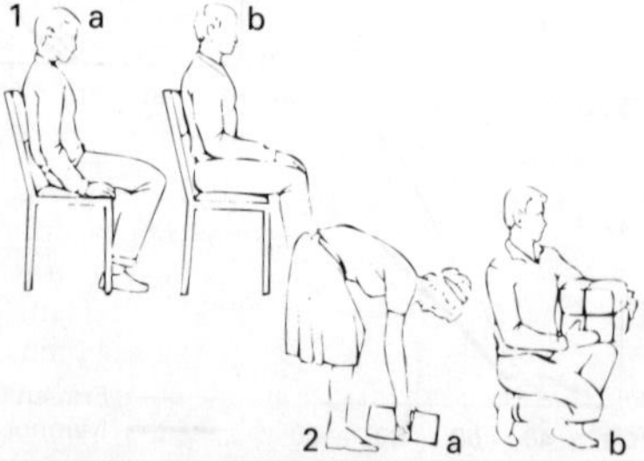

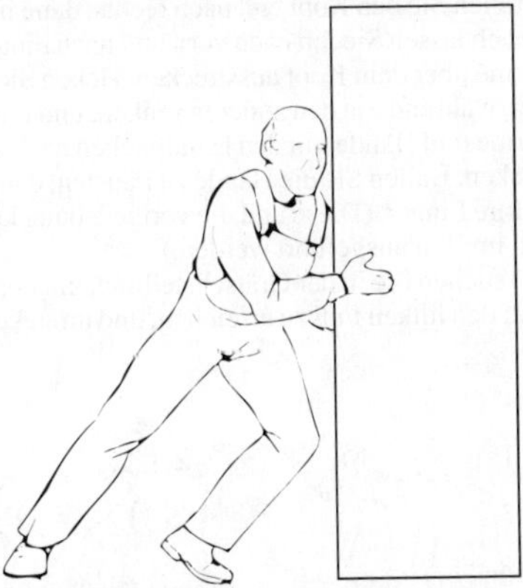

3

3 Einen schweren Gegenstand verschieben. Beim Schieben mit dem Rücken, Schultern oder Armen kann der Druck durch Beugung und Streckung der Beine verstärkt werden.

Beweglich bleiben

Turnen hilft, die Steifheit zu bekämpfen, die mit dem Alter die Gelenkbewegungen einschränkt. Wir zeigen hier einige ausgesuchte Übungen, die für Nacken-, Arm-, Hand-, Körper-, Bein- und Fußgelenke älterer Menschen nützlich sein können. Man sollte regelmäßig turnen und die Anzahl der Turnübungen allmählich erhöhen. (Aktiven älteren Menschen empfehlen Ärzte außerdem regelmäßiges Spazierengehen oder andere entsprechende Aktivitäten, die Herz und Lungen anregen.)

1 Drehen Sie den Kopf erst nach rechts, dann nach links. Danach lassen Sie ihn nach vorn und nach hinten fallen.
2 Arme über dem Kopf ausstrecken. Heben Sie den einen Arm, während Sie den anderen senken, und umgekehrt.
3 Arme und Hände mit den Handflächen nach unten ausstrecken. Ballen Sie die Hände zu Fäusten, dann strecken Sie Ihre Finger. (Diese und die vorige Übung können auch im Bett ausgeführt werden.)
4 Versuchen Sie in der Grätschstellung, mit der rechten Hand den linken Fuß zu erreichen, und umgekehrt.

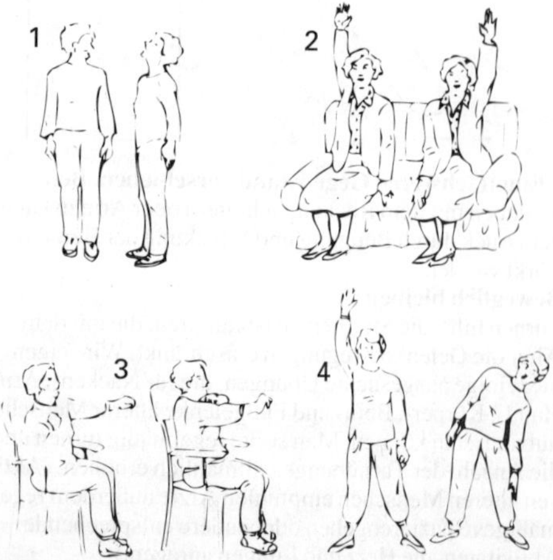

5 Auf den Rücken legen, Arme nach hinten ausstrecken. Heben Sie das linke Bein und den rechten Arm, als ob Sie das Bein berühren wollten. Dann lassen Sie Arm und Bein langsam sinken. Wiederholen Sie diese Übung mit dem rechten Bein und dem linken Arm.
6 Stehen Sie entspannt und stehen Sie auf den Zehen. Rollen Sie dann zurück und stehen Sie auf Ihren Fersen.
7 Stehen Sie normal, die Zehen einwärts, und heben Sie die Fersen. Dann drehen Sie die Fersen einwärts, die Zehen auswärts und heben Sie diese an.

5

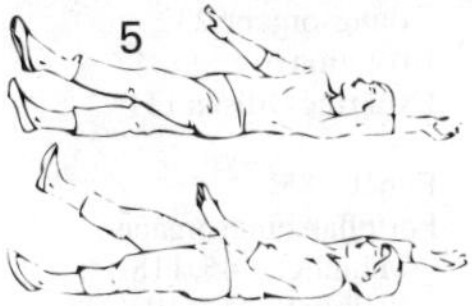

6

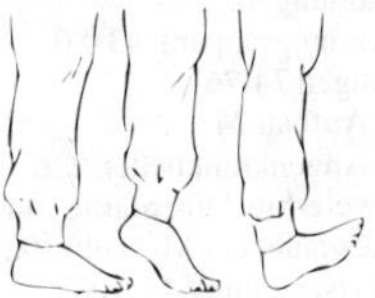

7

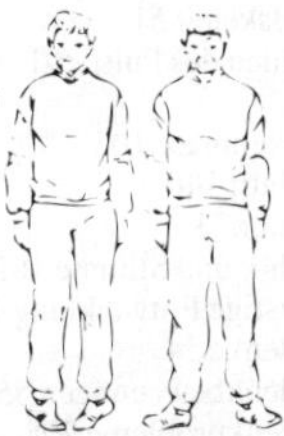

8

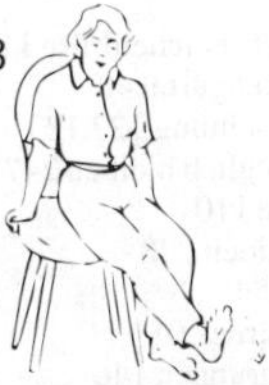

8 Strecken Sie im Sitzen das rechte Bein aus und heben Sie es etwas vom Boden ab. Wackeln Sie mit den Füßen vor und zurück. Wiederholen Sie die Übung ebenfalls mit dem linken Bein.

Register